U0279511

难经译释

主 编
苏 颖 李 霞

副主编
张 焱 胡亚男 魏晓光 李 磊 岳冬辉

上海科学技术出版社

图书在版编目(CIP)数据

难经译释/苏颖,李霞主编. —上海:上海科学技术出版社,2016.1(2025.4重印)

ISBN 978-7-5478-2831-1

Ⅰ.①难… Ⅱ.①苏… ②李… Ⅲ.①《难经》—译文 ②《难经》—注释 Ⅳ.①R221.9

中国版本图书馆CIP数据核字(2015)第241976号

难经译释

主编 苏 颖 李 霞

上海世纪出版(集团)有限公司
上海科学技术出版社 出版、发行
(上海市闵行区号景路159弄A座9F-10F)
邮政编码 201101 www.sstp.cn
山东韵杰文化科技有限公司印刷
开本 889×1194 1/32 印张 9.375 插页 4
字数 250千字
2016年1月第1版 2025年4月第11次印刷
ISBN 978-7-5478-2831-1/R·1005
定价:30.00元

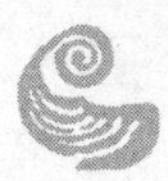

内容提要

《难经》全名《黄帝八十一难经》，中医学四大经典之一。全书以问答的形式，将《黄帝内经》及先秦医籍中重要医学理论归纳为八十一个问题进行阐释，其理论至为精微，对中医学发展贡献卓著。

本《难经译释》，按照《难经》八十一难篇序编排，每难之下按照【原文】【校注】【提要】【译文】【释义】【结语】的体例编写，在部分篇目后，结合原文配有相应的【医案】。【原文】以1955年商务印书馆排印出版的守山阁本《难经集注》为底本，以1986年中医古籍出版社影印出版的《文渊阁四库全书》之《难经本义》为主校本，以1991年人民卫生出版社出版的《难经校注》为参校本。原文皆以繁体字录入并加标点；内容谨依底本，若底本明显有误，或义理难通者，据《难经本义》《难经校注》等择善从之。【校注】中所出校记底本统称“原”，校本分别为《难经本义》《难经校注》；另对生僻字、通假字及专业名词术语等予以注释，必要时引用名家注文。【提要】概述该难的主要内容。【译文】直译与意译相结合，力求准确简明易懂，以使读者能更好地理解经旨。【释义】为本书的重点，遵循经旨对经文进行解析，阐述其医学理论与观点，展现其临床实用价值，对重要的医学理论予以重点阐发。【结语】对本难内容进行简要小结，并对同类的阶段内容简要阐述。本书汲取前人研究之精华，内容精准，简明易懂，是阅读和研究《难经》的重要参考书。

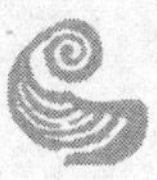

编委会

主　编

苏　颖　李　霞

副主编

张　焱　胡亚男　魏晓光　李　磊　岳冬辉

编　委

聂金娜　王利锋　马　跃　宋丹宁　黄朝忠

金学敏　刘　派

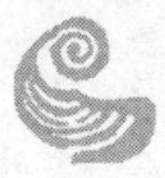

编写说明

《难经》全名《黄帝八十一难经》，是与《黄帝内经》齐名的中医学经典著作，是中医学四大经典之一，也是学习中医学的必读之书。全书以问答的形式，将《黄帝内经》及先秦医籍中重要医学理论归纳为八十一个医学问题进行阐述，其内容具有很高的理论价值及很强的临床实用性，尤其在元气、命门、三焦、奇经、腧穴、脉法、五脏病证，以及针刺补泻等方面均有精辟论述及创造性的发挥。但是，由于《难经》成书年代较早，文辞古奥抽象又玄妙，给学习与普及带来困难。为了传承中医经典精华，弘扬《难经》理论及其临床运用，在上海科学技术出版社的指导下，我们团队开始了《难经译释》的编写。

《难经译释》为广大中医爱好者学习《难经》而编写，本书按照《难经》八十一难篇序编排，每难之下按照【原文】【校注】【提要】【译文】【释义】【结语】的体例编写，在部分篇目后，结合原文配有相应的【医案】。

《难经译释》中的【原文】以1955年商务印书馆排印出版的守山阁本《难经集注》为底本，以1986年中医古籍出版社影印出版的《文渊阁四库全书》之《难经本义》为主校本，以1991年人民卫生出版社出版的《难经校注》为参校本。原文皆以繁体字录入并加标点；内容谨依底本，若底本明显有误，或义理难通者，据《难经本义》《难经校注》等择善从之。【校注】中所出校记底本统称“原”，校本分别为《难经本义》《难经校注》；另对生僻字、通假字及专业名词术语等予以注释，注释力求精准简洁，必要时引用名家注文。【提要】概述该难的主要内容。【译文】直译与意译相结合，力求表达准确又简明易懂，以使读者能更好地理解经旨。【释义】是本书的重点，遵循经旨对经文进行解析，阐述其医学理论与观点，展现其临床实用价值，对重要的医学理论予以重点阐发。【结语】对本难内容进行简要小结，并对同类的阶段内容简要阐述。

本书汲取前人研究之精华，内容精准，简明易懂。全书由主编负责并总体策划，编委会全体成员分工编写，主编及副主编分组修稿，最后由主编统稿、修稿、定稿。在编写过程中，全体成员严谨求实，团结协作，如期完成编写任务。由于水平有限，难免有疏漏欠妥之处，敬请诸位同仁提出宝贵意见，以便不断完善。

本书的编写得到了长春中医药大学崔仲平教授、崔为教授的大力支持，以及长春中医药大学刘灵、王维正等同学的热情帮助，在此一并表示衷心的感谢！

苏颖

2015 年 6 月于长春中医药大学

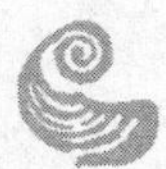

目录

一 难

【原文】

一難曰：十二經皆有動脈[1]，獨取寸口以決五藏六府死生吉凶之法，何謂也？

然：寸口者，脈之大會，手太陰之脈動也。人一呼脈行三寸，一吸脈行三寸，呼吸定息，脈行六寸。人一日一夜，凡一萬三千五百息，脈行五十度[2]，周於身。漏水下百刻[3]，榮衛行陽二十五度，行陰亦二十五度，為一周也，故五十度復會於手太陰。寸口者，五藏六府之所終始，故法取於寸口也。

【校注】

[1] 动脉：指经脉循行部位上的脉气搏动应手处。滑寿注："手太阴脉动中府、云门、天府、侠白，手阳明脉动合谷、阳溪，手少阴脉动极泉，手太阳脉动天窗，手厥阴脉动劳宫，手少阳脉动禾髎，足太阴脉动箕门、冲门，足阳明脉动冲阳、大迎、人迎、气冲，足少阴脉动太溪、阴谷，足太阳脉动委中，足厥阴脉动太冲、五里、阴廉，足少阳脉动下关、听会之类也。"

[2] 脉行五十度：指脉气一昼夜循行人身五十周次。

[3] 漏水下百刻：指铜壶滴漏计时法，即一百刻度的水，

一昼夜滴尽。漏，指铜壶滴漏，是古代的计时工具。徐灵胎注："按《隋志》刻漏始于黄帝。一昼一夜定为百刻，浮箭于壶内，以水减刻出，分昼夜之长短。"

【提要】

论述了诊脉独取寸口的道理及经脉之气运行规律。

【译文】

一难问：十二经脉循行中都有脉气搏动应手的部位，却只取寸口作为诊断五脏六腑疾病及其预后的依据，这是为什么呢？

答：寸口脉是十二经脉之气汇聚之处，是手太阴肺经的脉气搏动处。人每呼气一次则脉气循经脉运行三寸，吸气一次则脉气循经脉运行三寸，一次呼吸脉气循经脉则行六寸。人在一昼夜呼吸一万三千五百次，脉气循行于经脉五十周次，正合铜壶滴漏一昼夜水下一百刻之数。营卫二气白天循行于人体阳分二十五周次，夜晚循行人体阴分二十五周次，一昼夜循行五十周次后便会合于手太阴肺经。气口是五脏六腑经脉之气循行的起止点，因此，诊脉选取寸口部位。

【释义】

1. **独取寸口脉的道理**　本难提出了诊脉独取寸口。其道理有二：其一，寸口是"手太阴之脉动""五脏六腑之所终始"，手太阴肺经是反映全身经脉之气盛衰的关键经脉，它起于中焦，下络大肠，环循胃口，上膈属肺。因此，十二经脉循行从肺经开始。胃气是脉气的根本，《素问·五藏别论》云："胃者，水谷之海，六府之大源也。五味入口，藏于胃，以养五藏气，气口亦太阴也，是以五藏六府之气味，皆出于胃，变见于气口。"中焦化生的水谷精微由肺布散于全身上下内外、五脏六腑。因此，诊寸口脉可以判断脏腑之气的盛衰及其预后。其二，"寸口者，脉之大会"。寸口属手太阴肺经太渊穴所在之处，太渊穴是脉会，又是手太阴肺经的原穴，即寸口是全身经脉之气会聚之所，亦是三焦布达原气之所在。因此，能反映原气的盛衰。

2. *经脉之气运行规律*　本难指出经脉之气的运行与呼吸关系密切，即“人一呼脉行三寸，一吸脉行三寸，呼吸定息，脉行六寸”。即人的呼吸能推动经脉之气的运行，肺主气，司呼吸。因此，脉气需要肺气的推动，这是诊脉取手太阴肺经的道理，也是临床诊脉时，调呼吸以诊脉的重要依据。平人一昼夜间呼吸一万三千五百息，一次呼吸脉气行六寸，脉气在体内运行八十一丈，人体经脉总长度为十六丈二尺（1 丈 = 100 尺，1 尺 = 10 寸），故经脉之气一昼夜在体内运行五十周次。循行于脉中的营气与循行于脉外的卫气，日行于阳二十五周次，夜行于阴二十五周次，一昼夜运行人身各五十周次后，夜半子时大会于手太阴肺经。

本难阐明了独取寸口诊病的原理，在《难经·二难》中还明确界定了寸口部一寸九分的诊脉部位，以及划分寸、关、尺三部；在《难经·十八难》中，将寸口三部配属相应的经脉脏腑；在《难经·五难》中，指出了切脉指力及其分析疾病所在部位的方法，这均是对中医脉诊的重要贡献，后世在此基础上充分运用独取寸口诊脉法，使其得到了传承与发展。

【结语】

本难论述了诊脉独取寸口的道理，以及经脉之气运行规律。《难经》脉法理论，上承《内经》。《内经》的诊脉，包括遍体动脉诊法、三部九候法、人迎气口诊法、气口诊法、虚里诊法等。《内经》最早提出独取寸口脉的重要性，如《素问·经脉别论》云：“气口成寸，以决死生。”独取寸口脉的道理在《难经》中得到进一步完善，并得到了后世医家的传承及广泛应用。

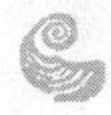

二　难

【原文】

二難曰：脈有尺寸[1]，何謂也？

然：尺寸者，脈之大要會[2]也。從關[3]至尺[4]是尺內[5]，陰之所治[6]也；從關至魚際是寸內[7]，陽之所治[8]也。故分寸為尺，分尺為寸。故陰得尺內一寸，陽得寸內九分[9]。尺寸終始[10]，一寸九分，故曰尺寸也。

【校注】

[1] 尺寸：指寸口脉的寸、关、尺三部。

[2] 脉之大要会：指寸口脉是全身经脉之气重要的会聚之处。徐灵胎注："要会，言要切之地、会聚之处也。"要，重要、关键之意。

[3] 关：即关隘，是寸脉与尺脉的分界。徐灵胎注："关者，尺寸分界之地。"

[4] 尺：指尺泽穴。在肘区，肘横纹上，肱二头肌腱桡侧缘凹陷中。

[5] 尺内：此指尺脉。从关至尺泽穴的一尺处，即指寸口脉的尺脉之内。

[6] 阴之所治：此指尺脉属阴。治，治理、管理。

[7] 寸内：《难经本义》作"寸口内"，可参。

[8] 阳之所治：此指寸脉属阳。

[9] 分寸为尺，分尺为寸。故阴得尺内一寸，阳得寸内九分：是指鱼际至尺泽总计长为一尺一寸，若以关脉为界，关上分去一寸，至尺泽为一尺，关下分去一尺，至鱼际为一寸。但是诊脉不需要这样的长度，只取尺部一寸，取寸口九分，以合阴阳之数即可。丁德用注："分寸为尺者，人从关至尺泽穴当一尺也。于其尺内分一寸以代一尺之法，是故分寸为尺，分尺为寸也。"寸，谓同身寸，以下均同。

[10] 终始：即起止之意。滑寿注："寸为尺之始，尺者寸之终。云尺寸者，以终始对待而言，其实则寸得九分，尺得一寸，皆阴阳之盈数也。"

【提要】

论述了寸关尺分布及其阴阳属性。

【译文】

二难问：寸口脉有尺部、寸部，这是为什么呢？

答：寸口脉是全身经脉之气重要的会聚之处。从关到尺泽穴，是尺脉，属阴；从关到鱼际，是寸脉，属阳。从鱼际到尺泽长一尺一寸，从关向上分去一寸，即为尺部；从关向下分去一尺，即为寸部。尺部取其一寸，寸部取其九分，以合阴阳之数，如此，尺部至寸部共一寸九分，故寸口脉分为尺寸。

【释义】

1. **寸、关、尺分布的原则** 寸、关、尺共一寸九分，寸口脉以关为界，前为寸，后为尺，寸部长九分，尺部长一寸。鱼际至尺泽总计长为一尺一寸，若以关为界，至鱼际为一寸，至尺泽为一尺。诊脉无须这样的长度，因此，只取尺部一寸，取寸口九分，以合阴阳之数，尺为阴，寸为阳。滑寿认为："老阴之数终于十，故阴得尺内一寸；老阳之数极

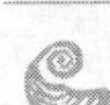

于九，故阳得寸内九分。”丁德用认为：“阴数偶也，阳数奇也。”尺部取一寸，是因为尺部属阴；寸部取九分，是因为寸部属阳。

2. 寸口脉的阴阳属性及其意义　本难提出“从关至尺是尺内，阴之所治也；从关至鱼际是寸口内，阳之所治也”，明确了寸口脉的阴阳属性，即尺部属阴，寸部属阳。由此可知，尺脉可以反映体内“阴”的变化，寸脉反映体内“阳”的变化，如《难经·八难》云：“寸口脉平而死者，生气独绝于内也。”即寸脉无明显变化之时，尺脉变化明显，则说明人体阴精的元气衰减，其预后多不良。再如《难经·十九难》根据男女的阴阳之别，提出“男子尺脉恒弱，女子尺脉恒盛，是其常也……男得女脉为不足，病在内……女得男脉为太过，病在四肢”的观点，表明了寸口脉的阴阳属性对于临床诊断各种疾病具有重要意义，如“太阳病，或已发热，或未发热，必恶寒，体痛，呕逆，脉阴阳俱紧者，名为伤寒”（《伤寒论·辨太阳病脉证并治法上第五》）。

本难明确了寸口脉的长度及寸、关、尺的分布，为后世寸口诊脉法奠定了坚实的理论基础。晋代医家王叔和在《脉经》中对寸、关、尺三部诊脉法予以全面继承与发展，明确提出腕后桡侧高骨的部位为关，前为寸，后为尺。关部脉占尺部三分，占寸部三分，共六分，因此，寸部九分，减去三分还剩六分；尺部一寸，减去三分还剩七分。寸口脉诊一直沿用至今，对后世脉学及其临床应用具有重要价值。

【结语】

本难论述了寸、关、尺分布及其阴阳属性，提出了“尺寸者，脉之大要会”的重要观点，强调了诊脉取寸口的重要性，为后世寸口诊脉法奠定了坚实基础。

三　难

【原文】

三難曰：脈有太過，有不及，有陰陽相乘[1]，有覆有溢[2]，有關有格[3]，何謂也？

然：關之前者，陽之動，脈當見九分而浮。過者，法曰太過；減者，法曰不及。遂上魚為溢，為外關內格[4]，此陰乘之脈也。關以後者，陰之動也，脈當見一寸而沉。過者，法曰太過；減者，法曰不及。遂入尺為覆，為內關外格[5]，此陽乘之脈也。故曰覆溢，是其真藏之脈[6]，人不病而死也。

【校注】

[1] 阴阳相乘：阴部脉和阳部脉交互乘袭，即阴脉见于阳部、阳脉见于阴部。乘，加。

[2] 有覆有溢：指脉体前后超越本位，阳气过盛，致使寸部脉过长，延长至尺部，甚至延续至尺肤，称覆脉；阴气过盛，致使尺部脉过长，充溢至寸部，甚至延续至鱼际者称溢脉。覆，覆盖；溢，满溢、泛溢。

[3] 有关有格：指阴阳二气阻隔不通。关，关闭；格，阻碍，阻隔。

[4] 外关内格：滑寿注："阳外闭不下，阴从而内出以格拒之，此阴乘阳位之脉也。"

[5] 内关外格：滑寿注："阴内闭而不上，阳从而外入以格拒之，此阳乘阴位之脉也。"

[6] 真藏之脉：滑寿注："覆溢之脉，乃孤阴独阳，上下相离之诊，故曰真藏之脉，谓无胃气以和之也。"

【提要】

论述了覆脉、溢脉、真藏脉的脉象及其临床意义。

【译文】

三难问：脉有太过与不及、有阴阳相乘、有覆有溢、有关有格，这是为什么呢？

答：关之前为寸脉，属阳，脉长九分而带浮象。浮脉的脉长超过寸脉九分为太过；达不到寸脉九分为不及，如果脉向上延续到鱼际，称溢脉，为阳气被关闭于外而阴气被格拒于内，这是阴盛乘阳的脉象。关后为尺脉，属阴，长度一寸而带沉象，尺脉的脉长超过此长度为太过，达不到此长度为不及，如果脉向下延伸到尺内，称覆脉，为阳气被关闭于内而阴气被格拒于外，是阳盛乘阴的脉象。因此，覆脉、溢脉都是阴阳之气相互隔绝的真藏脉，虽无明显的临床症状，但预后不良。

【释义】

1. *覆脉和溢脉的脉象及其临床意义*　寸脉或尺脉超过其长度为太过；达不到其长度为不及，太过与不及的脉象是阴阳失调的反映。覆脉、溢脉是阴阳二气太过与不及的表现，寸脉向上延伸到鱼际，则为溢脉；尺脉向下延伸到尺内，则为覆脉。覆脉、溢脉所致的内外关格是阴阳离决的表现，预后不良，如果出现覆脉、溢脉，虽无其他明显的临床症状，其预后亦不良。

2. *"关格"的含义*　本难所述关格是指以阴阳二气内外

关闭、阻隔不通为主要病机的疾病。“关格”一词最早见于《内经》，如《灵枢·终始》云：“人迎与太阴脉俱盛四倍以上命曰关格。”《灵枢·脉度》亦云：“阴气太盛，则阳气不能荣也，故曰关。阳气太盛，则阴气弗能荣也，故曰格。阴阳俱盛，不得相荣，故曰关格。关格者，不得尽期而死也。”可见，关格是指阴阳二气俱盛，不能相互交通，阴阳格拒的危重证候。张仲景在《伤寒论》中正式提出“关格”病名，指出关格为正气虚弱、邪气闭阻三焦的一种危重证候，如《伤寒论·平脉法第二》云：“寸口脉浮而大，浮为虚，大为实。在尺为关，在寸为格。关则不得小便，格则吐逆。趺阳脉伏而涩，伏则吐逆，水谷不化，涩则食不得入，名曰关格。”隋代医家巢元方在《诸病源候论·关格大小便不通候》也提出“二便俱不通为关格”，认为关格是指二便不通的危重证。在现代中医临床上的关格，多见于水肿、淋证、癃闭等病证的晚期；脾肾虚衰，气化不利，浊邪壅塞三焦，导致小便不通与呕吐并见为主要临床表现的危重病证，均属于关格范畴。

3. *真藏脉乃病危之象*　本难明确指出真藏脉乃病危之象。本难的真藏脉，是指阴阳相乘、内外关格而见的覆、溢脉象而言。真藏脉，最早见于《内经》，指脉无胃气而真藏之气败露的脉象，如《素问·平人气象论》云：“人以水谷为本，故人绝水谷则死，脉无胃气亦死。所谓无胃气者，但得真藏脉，不得胃气也。所谓脉不得胃气者，肝不弦，肾不石也。”本难指出覆脉、溢脉是阴阳相互隔绝的真藏脉，预后不良，故应加以重视。

滑寿对《难经》前三难总结时指出：“一难言寸口，统阴阳关尺而言；二难言尺寸，以阴阳终始对待而言，关亦在其中矣；三难之覆溢，以阴阳关格而言，尤见关为津要之所。合而观之，三部之义备矣。一、二难言阴阳之常，三难

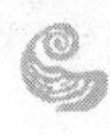

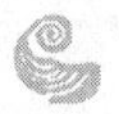

言阴阳之变。”概括了《难经》前三难的内容，强调了脉诊知常识变的重要性。

【结语】

本难主要论述了阴阳失调导致覆脉、溢脉脉象变化的原理及其意义。文中指出如果阴阳中某一方偏胜或偏衰则见脉象的太过与不及，如果阴阳二气太过或不及，阴阳关格离决，则见覆脉、溢脉这样的真藏脉。

四难

【原文】

四難曰：脈有陰陽之法[1]，何謂也？

然：呼出心與肺，吸入腎與肝，呼吸之間，脾受穀味也，其脈在中[2]。浮者陽也，沉者陰也，故曰陰陽也。

心肺俱浮，何以别之？

然：浮而大散[3]者，心也；浮而短濇[4]者，肺也。

腎肝俱沉，何以别之？

然：牢而長[5]者，肝也；按之濡[6]，舉指來實[7]者，腎也。脾者中州[8]，故其脈在中。是陰陽之法也。

脈有一陰一陽，一陰二陽，一陰三陽；有一陽一陰，一陽二陰，一陽三陰，如此之言，寸口有六脈俱動耶[9]？

然：此言者，非有六脈俱動也，謂浮、沉、長、短、滑、濇也。浮者，陽也；滑者，陽也；長者，陽也；沉者，陰也；短者，陰也；澀者，陰也。所謂一陰一陽者，謂脈來沉而滑也；一陰二陽者，謂脈來沉滑而長也；一陰三陽者，謂脈來浮滑而長，時一沉也；所言一陽一陰者，謂脈來浮而澀也；一陽二陰者，謂脈來長而沉澀也；一陽三陰者，謂脈來沉澀而短，時一浮也。各以其經所在，名病顺逆也。

【校注】

[1] 脉有阴阳之法：指寸口脉象变化可以划分为阴阳两大类。阴阳，此指脉象的阴阳属性。

[2] 其脉在中：徐灵胎注："在中，介乎阴阳之间也。"

[3] 大散：此指心的常脉，脉象表现为较大而舒缓。当与病脉的大脉、散脉相区别。徐灵胎注："心属火，故其象大散。"

[4] 短涩：此指肺的常脉，浮中略显短而阻滞之感。当与病脉的短脉、涩脉相区别。徐灵胎注："肺属金，故其象短涩。"

[5] 牢而长：此指肝的常脉，有沉中显其脉位长而有力的特点。当与病脉的牢脉与长脉相区别。虞庶注："肝属木，根本生于地，牢义可知；枝叶长于天，长理出此也。"

[6] 濡：此指肾的常脉，重按时，脉体柔软和缓。濡，意同"软"。

[7] 实：此指肾的常脉，轻按时，脉搏应指有力。

[8] 中州：此指中焦。中州，原指方位的中央，与脾土相应。

[9] 耶：表示疑问。

【提要】

论述了脉象的阴阳属性。

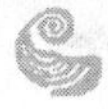

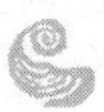

【译文】

四难问：寸口脉象变化可以划分为阴阳两大类，怎样区分呢？

答：人呼气时，气自内而外、由下向上，出于心肺，故脉搏由内而外，浮取以候心肺；吸气时，气自外而内、由上达下，纳于肝肾，故脉搏由外而内，沉取以候肝肾；呼吸之间，脾运化水谷精微，脾之脉气蕴藏于其中。浮脉属阳，沉脉属阴，所以说脉象分阴阳。

心和肺的脉象都是浮脉，如何区别呢？

答：浮脉中，脉大而见散象，属心脉；脉短而见涩象，属肺脉。

肝和肾的脉象都是沉脉，如何区别呢？

答：在沉脉中，脉长而牢，属肝脉；脉重按濡软，轻按则应指有力，属肾脉；脾居中焦，长养四脏，其脉从容和缓，体现在浮沉之中，以上是区分脉象的阴阳之法。

脉象中有一阴一阳，一阴二阳，一阴三阳；有一阳一阴，一阳二阴，一阳三阴，如此而言寸口有六种脉一起搏动吗？

答：这里谈的并不是六种脉一起搏动，而是指浮、沉、长、短、滑、涩六种脉象。浮脉属阳，滑脉属阳，长脉属阳，沉脉属阴，短脉属阴，涩脉属阴。所谓一阴一阳脉，如脉沉而滑；一阴二阳脉，如脉来沉而滑长；一阴三阳脉，如脉来浮滑而长，时有沉象。所谓一阳一阴脉，如脉浮而涩；一阳二阴脉，如脉来长而沉涩；一阳三阴脉，如脉来沉涩而短，时有浮象。临证时宜根据各脏腑经络在寸口相应部位的脉象变化，以判断疾病的逆顺。

【释义】

1. 脉象的阴阳属性　本难论述了怎样辨别脉的阴阳属

性，关于脉的阴阳属性，《难经·二难》《难经·三难》是从脉位来辨别的。本难首先论述了呼吸上下气机的出入与五脏的关系，继而论述了脉象浮沉的阴阳属性。指出呼气自内而出，由下达上，出于上焦阳分，心肺主之，故脉搏由内之外，浮者属阳，以候心肺；吸气自外而入，由上达下，纳于下焦阴分，肝肾主之，故脉搏由外之内，沉者属阴，以候肝肾，从而确定了浮沉为脉象阴阳的两纲。中医学诊断疾病时，非常重视鉴别脉的阴阳属性，如《素问·阴阳应象大论》云："善诊者，察色按脉，先别阴阳。"

2. **五脏脉象**　本难认为心肺之脉均属浮脉类，其中，心属火，居上焦为阳，为阳中之阳，脉洪而浮大，有分散外趋之势，故心脉"浮而大散"；肺属金，金性重而坚敛属阴，居上焦，故为阳中之阴，其脉浮中有短涩之感，故肺脉"浮而短涩"。同理，肝肾的脉象均属沉脉类，其中，肝位于上腹部，五行属木，木有生发向上之性，属阳，故为阴中之阳，脉象为牢而长。牢为阴，长为阳。肾位于下腹部，五行属水，水性滋润向下，属阴，故肾为阴中之阴，其脉象表现为重按时，脉体濡软和缓，轻按时，脉搏应指有力。濡脉和实脉都属阴。

3. **相兼脉的脉象及意义**　本难将常见脉象分为阴阳两类，如浮、长、滑为阳，沉、短、涩为阴，然后，进一步说明了相兼脉象对阴阳夹杂病变的辨证意义：脉沉中带滑，为一阴一阳脉；沉中带滑而长，为一阴二阳脉；脉虽浮滑而长，但是，时有一沉，则为一阴三阳脉。同样，脉浮中带涩，为一阳一阴脉；长而带沉涩，为一阳二阴脉；若沉涩而短，但是，时有一浮，则为一阳三阴脉。分析各种脉象交互参见的情况，能够判断疾病的阴阳盛衰。临床诊治疾病时，相兼脉是常见的，应当从复杂的脉象中分析阴阳属性及其所属脏腑。

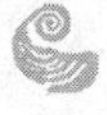

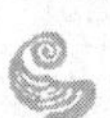

关于“呼出心与肺，吸入肝与肾，呼吸之间，脾受谷味也”的含义，后世医家主要观点有二：一是指五脏与呼吸的关系。呼出与心肺有关，吸入与肝肾有关。吕广等医家在论及肾主纳气时多有阐发，清代医家林珮琴在《类证治裁·喘证》亦云：“肺为气之主，肾为气之根，肺主出气，肾主纳气，阴阳相交，呼吸乃和。”二是指诊脉时指力的轻重。即浮取、沉取、中取。气呼出时的脉象是浮脉，属阳；气吸入时的脉象是沉脉，属阴。两寸浮取候心肺，两尺沉取候肝肾，脾脉则在浮沉之间出现。

【结语】

本难阐述了脉象的阴阳属性、五脏脉象，以及相兼脉的脉象及其意义。以阴阳论脉象是《难经》脉诊理论中比较突出的特点，本难“呼出心与肺，吸入肾与肝，呼吸之间，脾受谷味也”的观点，对后世“肺主出气，肾主纳气”理论的提出及其临床运用奠定了坚实的基础。

五难

【原文】

五難曰：脈有輕重[1]，何謂也？

然：初持脈，如三菽[2]之重，與皮毛相得者[3]，肺部也；如六菽之重，與血脈相得者，心部也；如九菽之重，與肌肉相得者，脾部也；如十二菽之重，與筋平者，肝部也；

按之至骨，舉指[4]來疾者，腎部[5]也。故曰輕重也。

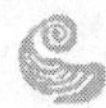

【校注】

[1] 脉有轻重：指诊脉指力的轻重而言。张山雷注：“此节言诊脉时，下指轻重之分，即所以辨别五脏之气。”

[2] 菽：豆类植物的总称，此指黄豆。吕广注：“菽者，豆也。言脉之轻重，如三豆之重，在皮毛之间。皮毛者，肺气所行也，言肺部也。心主血脉，次于肺，如六豆重。”

[3] 与皮毛相得者：指力如三粒黄豆般的重量，即轻按皮毛时就可切到的脉象。徐灵胎注：“皮毛相得，言其浮至皮毛之分也。肺脉最轻，故其象如此。”

[4] 举指：指重按后，再提起手指。

[5] 部：原脱，据上下文补。

【提要】

论述了诊脉的指力。

【译文】

五难问：切脉的指力有轻有重，怎样理解呢？

答：开始切脉时，先用三粒大豆般的指力，轻按皮毛，所切到的脉象，即为肺的脉象；逐渐加重指力，指力如六粒大豆般的重量，切按至血脉而得的脉象，即为心的脉象；指力如九粒大豆般的重量，切按至肌肉而得的脉象，即为脾的脉象；指力如十二粒大豆般的重量，切按至筋而得的脉象，即为肝的脉象；重按至骨，然后，提起手指，其脉实而有力，即为肾的脉象。这就是切脉指力的轻重。

【释义】

本难以“菽”的重量作为切脉时的指力标准　其方法是先浮取，然后逐渐加重指力，通过体察皮毛、血脉、肌肉、

筋、骨五体的五个不同层次的脉象变化，了解肺、心、脾、肝、肾之气的盛衰，这是《难经》根据脉象以定脏腑部位的方法之一。明代医家薛立斋认为持脉指力的轻重是因为皮毛、血脉、肌肉、筋、骨这五体的部位不同导致的，他指出：“心合血脉，心脉循血脉而行，持脉指法如六菽之重，按至血脉而得者为浮，稍稍加力，脉道粗者为大，又稍加力脉道阔软者，为散。肺合毛皮，肺脉循皮毛而行，持脉指法如三菽之重，按至皮毛而得者为浮，稍稍加力，脉道不利为涩，又稍加力不及本位曰短。肝合筋，肝脉循筋而行，持脉指法如十二菽之重，按至筋而脉道如琴弦相似，稍加力，脉道迢迢者为长。脾合肌肉，脾脉循肌肉而行，持脉指法如九菽之重，按至肌肉，如微风轻飐柳梢之状为缓，次稍加力脉道，敦实者为大。肾合骨，肾脉循骨而行，持脉指法按至骨上而得者为沉，次重以按之，脉道无力者为软，举指来疾，流利者为滑。”

用切脉指力轻重以候脏腑盛衰是《难经》首创。本难对切脉指力采用“三菽之重”“六菽之重”“九菽之重”“十二菽之重”“按之至骨”进行划分。后世医家对此多有阐发，《难经集注》虞庶注：“假令左手寸口如三菽得之，乃知肺气之至，如六菽之重得之，知本经之至，如九菽得之，知脾气之至，如十二菽得之，知肝气之至，按之至骨得之，知肾气之至。”叶霖也云：“盖豆在荚，累累相连，与脉动指下相类，以此意推之，言三菽重者，非三菽加于一部之上，乃一指下如有一菽重也。通称三部。则三菽也。肺位高而主皮毛，故轻。六菽重者，三部各有二菽重也……九菽重者，三部各有三菽重也……十二菽重者，三部各有四菽重也。”滑寿在《诊家枢要》中亦云：“持脉之要有三：曰举、按、寻。轻手循之曰举，重手取之曰按，不轻不重，委曲求之曰寻。初持脉，轻手候之，脉见皮肤间者，阳也，腑也，亦心肺之应也。重手得之，脉伏于肉下者，阴也，脏也，亦肝肾之应也。不轻不重，中而取之，其脉应于血肉之间者，阴阳相适，冲和之应，脾胃之候也。”即用较轻指力按在皮肤上，称为举；较重指力按至筋骨间，称为按；指力不轻不重，以委曲求之，称为循。

【结语】

本难以菽的重量作为标准，论述了诊脉的轻重指力。自《难经》之后，后世医家对脉诊的指力给予了高度关注与重视，常以举、按、寻来概括脉诊的指力。

【医案】

汪石山医案：一妇年三十，因夫买妾，过于忧郁，患咳嗽，甚则吐食呕血，兼发热、恶寒、自汗。医用葛氏保和汤不效，汪诊其脉皆浮濡而弱，按之无力，晨则近数，午后则缓。曰：此忧思伤脾病也，脾伤则气结，而肺失所养，故嗽。遂用麦门冬、片芩以清肺热，陈皮、香附以散郁，人参、黄芪、芍药、甘草以安脾，归身、阿胶以和血，数服病稍宽。后每帖渐加参至五六钱，月余而愈。（明·江瓘《名医类案·咳嗽》）

六　难

【原文】

六難曰：脈有陰盛陽虛，陽盛陰虛[1]，何謂也？

然：浮之損小，沉之實大[2]，故曰陰盛陽虛。沉之損

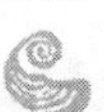

小，浮之實大，故曰陽盛陰虛。是陰陽虛實之意也。

【校注】

[1] 阴盛阳虚，阳盛阴虚：阴、阳指脉的沉浮，如《难经·四难》云："浮者阳也，沉者阴也。"盛、虚指脉的太过、不及。

[2] 浮之损小，沉之实大：指浮取脉象细弱，是由阳气不能以鼓动脉体导致，是阳虚脉象之一；沉取实大，是指沉取脉象有力，是由阴气过盛导致的，是阴气亢盛的脉象之一。浮之、沉之，指浮取和沉取。滑寿注："轻手取之而见减小，重手取之而见实大，知其为阴盛阳虚也。"浮之，指浮取；沉之，指沉取；损，指减少、不足，此指脉弱；小，指脉体细小。

【提要】

论述了阴阳盛衰可导致脉象浮沉变化。

【译文】

六难问：脉象有阴盛阳虚，也有阳盛阴虚，这是为什么呢？

答：脉象浮取细小而软弱，沉取坚实粗大，为阴盛阳虚；脉象沉取细弱，浮取实大，为阳盛阴虚。这就是阴阳虚实的意思。

【释义】

本难论述了阴阳盛衰可导致脉象浮沉变化 脉象的浮与沉，可用阴阳来划分，浮取属阳，沉取属阴，因此，脉象浮取细小而软弱，为阳虚；实大，则为阳盛。脉象沉取而细弱，为阴虚；坚实粗大，为阴盛。滑寿对此颇有心得，云："浮沉以下指轻重言，盛虚以阴阳盈亏言，轻手取之而见减小，重手取之而见实大，知其为阴盛阳虚也。重手取之而见损小，轻手取之而见实大，知其为阳盛阴虚也。大抵轻手取之阳之分，重手取之阴之分，不拘何部，率以是推之。”

【结语】

本难论述了阴阳盛衰可导致脉象浮沉变化。脉象浮沉，可以反映体内阴阳盛衰状况，根据脉象浮沉变化判定体内阴阳盛衰，根据脉象的强弱判断体内虚实变化，这是中医脉诊的主要内容之一。

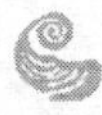

七难

【原文】

七難曰：經[1]言，少陽之至，乍大乍小，乍短乍長；陽明之至，浮大而短；太陽之至，洪大而長；太陰之至，緊大而長；少陰之至，緊細而微；厥陰之至，沉短而敦[2]。此六者，是平脈[3]邪？將病脈邪？

然：皆王[4]脈也。

其氣以何月，各王幾日？

然：冬至之後，得甲子少陽王，復得甲子陽明王，復得甲子太陽王，復得甲子太陰王，復得甲子少陰王，復得甲子厥陰王。王各六十日，六六三百六十日，以成一歲。此三陽三陰之王時日大要也。

【校注】

[1] 经：此指《素问·平人气象论》。《素问入式运气论奥》云："原本经'平人气象论'曰：大阳脉至，洪大而长；少阳脉至，乍数乍疎，乍短乍长；阳明脉至，浮大而短。《难经》引此，亦论三阴三阳之脉者，乃以阴阳始生之深浅而言之也。"

[2] 敦：指厥阴之气最旺之时，气血充足且深藏，其脉沉短而又有充盛感。滑寿注："厥阴之至，阴盛而极也，故其脉沉短以敦。"敦，厚重、深厚、丰富之意。

[3] 平脉：指健康无病的脉象。

[4] 王：指三阴三阳正当旺盛季节的脉象表现。王，通"旺"，即旺盛。

【提要】

论述了三阴三阳六时旺脉的脉象特点。

【译文】

七难问：医经上说，少阳气旺盛的时候，脉象忽大忽小，忽短忽长；阳明气旺的时候，脉浮大而短；太阳气旺盛的时候，脉洪大而长；太阴气旺盛的时候，脉紧大而长；少阴气旺盛的时候，脉紧细而微；厥阴气旺盛的时候，脉沉短而充盛。这六种脉象是健康脉象呢？还是疾病的脉象？

答：这六种脉象，都是人体经脉气血适应自然界阴阳消长变化所表现出来的健康脉象。

这六种脉象分别相应的月份是怎样的，每阶段各旺多少天？

答：冬至以后的第一个甲子日少阳之气旺盛；第二个甲子日阳明之气旺盛；第三个甲子日太阳之气旺盛；第四个

甲子日太阴之气旺盛；第五个甲子日少阴之气旺盛；第六个甲子日厥阴之气旺盛。每一气各旺六十日，六六三百六十日，就是一年。这就是三阴三阳在一年中当旺时令的重要情况。

【释义】

1. **三阴三阳六时旺脉脉象特点**　本难指出了三阴三阳六时旺脉脉象特点，从脉象特点描述来看，脉象的浮洪长沉紧细微与六时阴阳盛衰同步相应。宋代医家丁德用认为："夫三阴三阳之气王，随六甲以言之。此法是按黄帝《六节藏象论》云：天以六六之节成一岁，其自冬至之后得甲子，即是盛年初之气分也。其甲子或在小寒之初，或在大寒之后，所以少阳之气；未出阴分，故其脉乍大、乍小、乍短、乍长也。复得甲子，阳明王。其阳明之至，浮大而短，为二之气。其后始暄，其气未盛，是故阳明之至，浮大而短。太阳之至，洪大而长，复得甲子，为三之气。盛阳之分，故太阳之至，洪大而长也。太阴之至，紧大而长。复得甲子，为四之气，暑温之分，秋气始生，乘夏余阳，故太阴之至，紧大而长也。少阴之至，紧细而微，复得甲子，为五之气，清初之分，故少阴之至紧细微也。厥阴之至，沉短而敦，复得甲子，为终之气，盛阴之分，水凝而如石，故厥阴之至，沉短而敦也。此三阴三阳之脉王，随六甲之日数，故有此六脉之状，是谓平脉也。"丁德用继承《内经》与《难经》三阴三阳脉象与六时相应的理论，将冬至后的六个甲子周期与五运六气的六气主时规律相联系，来说明一年中的自然界阴阳消长变化规律。由此可见，三阴三阳六时旺脉是反映六气主时规律的脉象。三阴三阳六时旺脉特点如表 1。

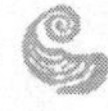

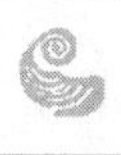

表1　三阴三阳之旺时脉象特点表

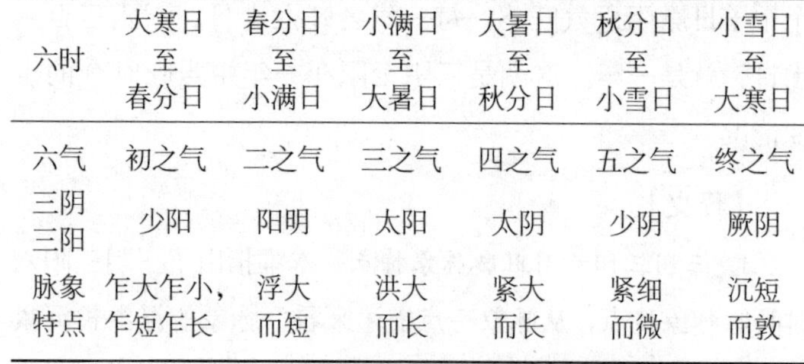

六时	大寒日至春分日	春分日至小满日	小满日至大暑日	大暑日至秋分日	秋分日至小雪日	小雪日至大寒日
六气	初之气	二之气	三之气	四之气	五之气	终之气
三阴三阳	少阳	阳明	太阳	太阴	少阴	厥阴
脉象特点	乍大乍小，乍短乍长	浮大而短	洪大而长	紧大而长	紧细而微	沉短而敦

2. **脉象随着一年六时的阴阳消长变化规律而变化**　本难认为，人与自然时空节律息息相应，自然界阴阳消长变化对人体脉象阴阳有直接影响，脉象随着一年六时的阴阳消长变化规律而变化，即人体脉象有三阴三阳六时脉象特点。本难中的少阳、阳明、太阳、太阴、少阴、厥阴与十二经脉并无直接联系。《难经》中的三阳脉理论，源于《素问·平人气象论》中“太阳脉至，洪大以长；少阳脉至，乍数乍疏，乍短乍长；阳明脉至，浮大而短”。从脉象特点来看，冬至后第一个六十日甲子周期，阳气微弱，所以脉象乍大乍小，乍短乍长；第二个甲子周期，阳气始盛，所以脉象浮大而短；第三个甲子周期，阳气全盛，所以脉象洪大而长；第四个甲子周期，阴气尚微，所以脉象紧细而长；第五个甲子周期，阴气渐盛，所以脉象紧细而微；第六个甲子周期，阴盛至极，所以脉象沉短而盛，即一年六时的阴阳消长变化规律在脉象中能体现出来。

关于脉象与时气的密切关系，在《内经》中多有阐述。例如，《素问·六微旨大论》云：“帝曰：其有至而至，有至而不至，有至而太过，何也？岐伯曰：至而至者和；至而不至，来气不及也；未至而至，来气有余也。帝曰：至而不至，未至而至如何？岐伯曰：应则顺，否则逆，逆则变生，变则病。帝曰：善！请言其应。岐伯曰：物生其应也，气脉其应也。”文中认为万物对天气的感应表现在它们的生长方面，而六气对人体的影响可从多方面体现出来，脉象中的反映就是其中之一。因此，人体脉象能反映出六气主时的特点，如原文说“至而至者和”“应则顺”，则身体健康；如人体脉象与六气主时脉象特点不同，如原文所述“至而不至”或“未至而至”，就如“否则逆，逆则变生，变则病”，即发生反常变化而生病变。因此，掌握六气主时脉象特点对判断运气的变化，以及各种疾病的发生具有重要意义。

晋代医家王叔和在《脉经》中，对于“脉有三阴三阳旺时”也有阐述，如《脉经·卷第五·扁鹊阴阳脉法第二》云：“少阳之脉，乍小乍大，乍长乍短，动摇六分。王十一月甲子夜半，正月、二月甲子王……厥阴之脉，沉短以紧，动摇三分。十一月、十二月甲子王。”其阐述与《难经》所述略有出入。《难经》与《脉经》中脉有三阴三阳旺时之脉象的理论得到历代医家的认可。

【结语】

本难阐述了三阴三阳六时旺脉脉象特点，认为人体与自然息息相关，脉象可以反映一年六时的阴阳消长变化规律。《难经》的三阴三阳六时旺脉，能反映自然万物消长变化规律，以及人体对自然界六气（风、寒、暑、湿、燥、火）的适应能力，值得进一步研究。

八 难

【原文】

八難曰：寸口脈平而死者[1]，何謂也？

然：諸十二經脈者，皆繫於生氣之原[2]。所謂生氣之原者，謂十二經之根本也，謂腎間動氣[3]也。此五藏六府之本，十二經脈之根，呼吸之門[4]，三焦之原[5]。一名守邪之神[6]。故氣[7]者，人之根本也，根絶則莖葉枯矣。寸口脈平而死者，生氣獨絶於内也。

【校注】

[1] 寸口脉平而死者：指寸口脉的寸部脉象没有显著的异常，类似于平脉，而尺部脉却有显著的异常变化，提示病情危重，预后不良。徐灵胎注："平，谓脉不病也。"

[2] 皆系（jì 计）于生气之原：指手足三阴三阳十二经脉均连属于下焦元气这一生命之根源。

[3] 肾间动气：指两肾之间所藏的真元之气，是生命之火的体现。徐灵胎注："肾间，两肾之中间也。动气，气所开合出入之处，即所谓命门也。"原气，亦称元气、真气。

[4] 呼吸之门：指肾间动气是主宰呼吸的关键。门，门户，引申为事物的关键。

[5] 三焦之原：指肾间动气是三焦气化活动的动力

源泉。

[6] 守邪之神：指肾间动气具有卫外御邪的作用。守，防御。神，人体的正气。

[7] 气：指肾间动气，即人体原气。

【提要】

论述了原气的概念及其在人体生命活动中的重要性。

【译文】

八难问：寸部脉象没有显著变化，竟然会死亡，这是什么原因？

答：全身十二经脉，都是根源于生命本原之气。所谓生命本原之气，是十二经脉发挥作用的根本，是两肾之间所藏的真元之气，它是五脏六腑、十二经脉的根本，维系呼吸之气出入的关键，是三焦气化的发源地，又具有卫外御邪的作用。所以，原气是生命活动的根本，犹如花草树木的根一样，根如果断绝，茎叶就会枯萎。因此，在人体即使寸部脉象没有明显的变化而死亡的，是因为人的元气已经衰竭。

【释义】

1. **原气的概念** 本难认为原气是“肾间动气”，这一观点拓展了原气的概念，丰富了中医学理论。本难是后世原气、元气、元阴、元阳与肾关系的理论基础。关于原气理论，《难经》多篇有论述，如《难经·三十六难》云：“命门者，诸神精之所舍，原气之所系也。”明确指出了原气根于肾，禀受先天之精，又赖后天水谷精微的不断充养。《难经·六十六难》又指出：“三焦者，原气之别使也。”说明原气通过三焦布达全身，内至脏腑，外达肌肤腠理，均以三焦为通道，作用于人体各部。对于原气的作用，则以本难论述为主，即原气是人体生命活动的原动力，是维持生命活动

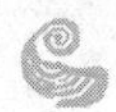

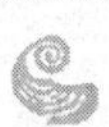

的最基本物质，它具有推动人体生长发育，温煦和激发各脏腑、经络组织等器官的作用。因此，原气亏虚，对于小儿则表现为生长发育迟缓，身体矮小，囟门迟闭；对于成年人则表现为腰膝酸软，耳鸣耳聋，发脱齿松，体衰多病。

2. *原气的重要性*　本难以“寸口脉平而死”为主题展开讨论，指出了“脉平而死”的原因。寸口脉，指寸部脉象。“寸口脉平”，是与有明显改变的尺部脉相对而言的，寸部脉象并没有显著的异常变化，所以称之为“平”。“脉平而死”的原因是“生气独绝于内”。生气，指肾间动气，即原气。原气是五脏六腑之本，十二经脉之根，呼吸之门，三焦之原，抵御外邪的根本，故又称守邪之神。因此，如果原气衰竭，五脏六腑、十二经脉之气也会随之衰竭，抗邪无力，则预后多不良。本难提示了人体原气在生命活动中的重要作用，从原文“寸口脉平而死”不难看出，原气的盛衰主要反映于尺部。

3. *尺部脉象能反映原气盛衰*　本难指出：“故气者，人之根本也，根绝则茎叶枯矣。”原气的盛衰主要反映于寸口脉的尺部，故从尺部脉象可以诊察原气的盛衰。《难经·十四难》亦云：“上部有脉，下部无脉，其人当吐，不吐者死。上部无脉，下部有脉，虽困无能为害。所以然者，譬如人之有尺，树之有根，枝叶虽枯槁，根本将自生，脉有根本，人有元气，故知不死。”由于尺部能反映肾与命门之气的盛衰，因此，尺部是诊察原气的重要部位。

【结语】

本难论述了原气的概念及其在人体生命活动中的重要性，阐述了“寸口脉平而死”的道理，认为原气的盛衰主要反映于寸口脉的尺部，因此，寸口的尺部是诊察原气盛衰的重要部位。

【医案】

治李时中，色欲过度，忽喉间肿痛，医治罔效，命在须臾，求余诊治。按之两尺微弱。余曰：足下先天之真阴、真阳亏损，无根之火游行无制，客于咽喉。遂与八味地黄丸料，煎好冰冷，分六碗，尽一日服完而效。后服丸药，旬日而安。经曰：上病疗下，是此法也。（清·齐秉慧《齐氏医案》）

九　难

【原文】

九難曰：何以别知藏府之病耶？

然：數者府也，遲者藏也。數則為熱，遲則為寒。諸陽為熱，諸陰為寒。故以别知藏府之病也。

【提要】

论述了脉象迟数与脏腑寒热的关系。

【译文】

九难问：怎样根据脉象来判断脏腑的疾病呢？

答：数脉多主腑病，迟脉多主脏病。数脉多主热证，迟脉多主寒证。腑属阳，腑病多热证；脏属阴，脏病多寒证。所以，可以从脉象的迟、数变化来判断是脏病还是腑病。

【释义】

本难以脉象迟数来判断脏腑寒热病证　脉迟，多见于脏

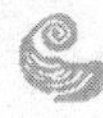

病，属阴，多为虚寒证；脉数，多见于腑病，属阳，多为实热证，故本难指出“诸阳为热，诸阴为寒”。如《素问·太阴阳明论》所云“阳道实，阴道虚”，即六腑属阳，其病多实证；五脏属阴，其病多虚证。张介宾也认为：“阳刚阴柔也。又外邪多有余，故阳道实；内伤多不足，故阴道虚。”《伤寒论》六经病证中，太阳、阳明、少阳与腑相关的病变多为实证、热证；太阴、少阴、厥阴与脏相关的脏病多虚证、寒证等均与本难观点相一致，如《伤寒论》云：“阳明之为病，胃家实是也。”“太阴之为病，腹满而吐，食不下，自利益甚，时腹自痛。若下之，必胸下结硬。”即阳明病、太阴病提纲证中可以见到阳明病以实证为主，太阴病以虚证为主。

在临床中脏病虽多见虚证、寒证，腑病虽多见实证、热证，但是，腑病亦可见迟脉，脏病亦可见数脉，如阳明腑实证多因邪热亢盛与糟粕相搏，结为燥屎，阻塞肠道，腑气壅滞不通，气血运行受阻，经隧阻滞，脉道不利，故可见到迟而有力的脉象。因此，临证时，断不可拘泥于此，实际诊察中还应根据具体情况进行辨证，综合分析，才不失常度，如《难经会通》指出：“凡浮、滑、长诸阳脉皆为热，沉、涩、短诸阴脉皆为寒。故以此分别，知脏腑之病也。然此只以脏腑阴阳之大要言之，实则脏亦有热病，腑亦有寒病也。”

【结语】

本难运用阴阳理论，论述了脉象迟数与脏腑寒热的关系。文中从脉象迟数判断脏腑寒热及病位的理论，对于临床诊治时脉证合参、综合分析具有临床指导意义，应灵活运用。

【医案】

东垣治一人，冬时忽有风气暴至，六脉弦甚，按之洪大有力，其证手挛急，大便秘涩，面赤热，此风寒始至于身也。四肢者，脾也。以风寒之邪伤之，则搐如挛痹，乃风淫未疾而寒在外也。《内经》曰："寒则筋挛，正谓此也。"素饮酒，内有实热乘于肠胃之间，故大便秘涩而面赤热，内则手足阳明受邪，外则足太阴脾经受风寒之邪。用桂枝二钱，甘草一钱，以却其寒邪而缓其急缩；黄柏二钱苦寒，滑以泻实润燥，急救肾水；升麻、葛根各一钱，以升阳气行手阳明之经，不令遏绝。桂枝辛热，入手阳明之经为引用润燥，复以甘草专补脾气，使不受风寒之邪，而退贼邪，专益肺经也，佐以人参补气，当归和血润燥。作一帖，水煎服，令暖房中摩搓其手，遂安。震按：此案寒热补散并用，恰与标本俱合，但东垣立方，分量甚轻，此却重用者，盖以风寒大病，逐邪宜急，不比他证，调理脾胃，只取轻清以升发元气也。（清·俞震《古今医案按·痹》）

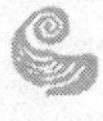

十 难

【原文】

十難曰：一脈為十變[1]者，何謂也？

然：五邪剛柔相逢之意[2]也。假令心脈急[3]甚者，肝邪干[4]心也；心脈微急者，膽邪干小腸也；心脈大甚者，心邪自干心也；心脈微大者，小腸邪自干小腸也；心脈緩甚者，脾邪干心也；心脈微緩者，胃邪干小腸也；心脈澀甚者，肺邪干心也；心脈微澀者，大腸邪干小腸也；心脈沉甚者，腎

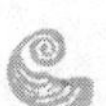

邪干心也；心脈微沉者，膀胱邪干小腸也。五藏各有剛柔邪，故令一脈輒變為十也。

【校注】

［1］一脉为十变：指一脏所主部位的脉象，受到不同的邪气影响，而产生十种不同的病象。

［2］五邪刚柔相逢之意：指脏腑阴阳的病邪彼此相传影响。张山雷注："此以五脏之气，征之以脉，各有偏胜，则谓之邪，故曰五邪。而又以五腑配之，则一脏而相乘得十，故曰刚柔相逢，犹言脏腑相胜云尔。"五邪，此指五脏六腑的病邪。

［3］急：脉象急迫有力，似弦、紧、疾脉。

［4］干：侵犯、干扰之意。

【提要】

以一脏部位脉象的十种变化，论述了脏腑病的传变规律。

【译文】

十难问：某一脏部位所主脉象出现十种不同变化是什么原因呢？

答：这是脏腑阴阳的病邪彼此相传影响的缘故。例如，心所主的部位脉象弦急明显，是由于肝邪侵犯心；心所主的部位脉象弦急，是由于胆邪侵犯小肠。心所主的部位脉象洪大明显，是心的病邪自我侵犯的表现；心所主的部位脉象洪大，是小肠的病邪自我侵犯的缘故。心所主的部位脉象缓象明显，是由于脾的病邪侵犯于心；心所主的部位脉象微缓，是由于胃的病邪侵犯小肠。心所主的部位脉象涩象明显，是肺的病邪侵犯于心；心所主的部位脉象微涩，是由于大肠病邪侵犯小肠。心所主的部位脉象沉象明显，是肾的病邪侵犯心；心所主的部位脉象微沉，是膀胱病邪侵犯小肠。脏腑阴阳刚柔的病邪彼此相互影响，致使某一脏的所主部位的脉象出现十种变化。

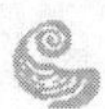

【释义】

本难以左手寸部心脉出现十种不同脉象变化为例，说明了一脏所主部位出现不同脉象的原因，以及脏腑病邪传变规律 五脏六腑的变化反映于寸、关、尺三部，各有一定部位，在脉象上表现为心脉大、肝脉急、脾脉缓、肺脉涩、肾脉沉，如果各部的脉象表现与脏本身的脉象有所不同，说明疾病可能出现了传变。就本难所述，脏腑病邪彼此传变规律有以下几个方面：母病传子，如“心脉急甚”“心脉微急”是肝胆（木）病邪传心与小肠（火）的表现；邪气自干，如“心脉大甚”“心脉微大”，是心与小肠邪自干心与小肠的表现；子病犯母，如“心脉缓甚”“心脉微缓”，是脾胃邪侵犯心与小肠的表现；病传所不胜，如“心脉涩甚” “心脉微涩”，是肺、大肠邪侵犯心与小肠的表现；病传所胜，“心脉沉甚”“心脉微沉”，是肾与膀胱之邪侵犯心与小肠的表现，上述情况归纳如表 2。

表 2　脏腑病邪传变之心（小肠）脉的变化表

五行	五脏（六腑）	常脉	传变	心脉（小肠）之变
木	肝（胆）	沉牢而长	母病传子	心脉急甚（心脉微急）
火	心（小肠）	浮而大散	邪气自干	心脉大甚（心脉微大）
土	脾（胃）	缓	子病犯母	心脉缓甚（心脉微缓）
金	肺（大肠）	浮而短涩	病传所不胜	心脉涩甚（心脉微涩）
水	肾（膀胱）	沉，按之濡，举指来实	病传所胜	心脉沉甚（心脉微沉）

关于五脏疾病传变规律，早在《内经》也有大量记载。例如，《素问·玉机真藏论》云："五藏受气于其所生，传之于其所胜，气舍于其所生，死于其所不胜……五藏相通，移皆有次。五藏有病，则各传其所不胜。"说明由于五脏之间存在着相互联系、相互制约的关系，其发病必然会相互影响，故其疾病传变是有规律可循的。根据脉象把握疾病是否传变，在临床上具有重要意义。实际上，在临床诊治疾病时，脏腑疾病的传变较为复杂，脉象亦表现出不同的特点，应从脉象实际出发，脉证合参，灵活运用。

【结语】

本难从脉象变化论述了脏腑病的传变规律。本难理论是对《内经》脏腑病传变规律的进一步阐发，脏腑疾病传变与否，在脉象上能显现出来。因此，在临床辨证诊治疾病时，辨脉对于判断疾病是否传变具有重要意义。

十一难

【原文】

十一難曰：經[1]言，脈不滿五十動而一止[2]，一藏無氣者，何藏也？

然：人吸者隨陰入[3]，呼者因陽出[4]。今吸不能至腎，至肝而還，故知一藏無氣者，腎氣先盡[5]也。

【校注】

[1] 经：指古代医经。本难"脉不满五十……无气者"与《灵枢·根结》的内容义同。

[2] 五十动而一止：指脉搏动五十次而有一次歇止。杨玄操注："按经言持其脉口，数其至也。五十动而不一代者，五脏皆受气，是为平和不病之人矣。四十动而一代者，一藏无气。"

[3] 吸者随阴入：指吸入之气由上向下，入于肝肾，为肾所纳。

[4] 呼者因阳出：指呼出之气自下而上，由内向外，从上焦而出。

[5] 肾气先尽：滑寿注："五脏肾在最下，吸气最远。若五十动不满而一止者，知肾无所资，气当先尽。"尽，竭也。

【提要】

论述了歇止脉的脉象，以及脏气盛衰与歇止脉的关系。

【译文】

十一难问：医经上讲，脉搏搏动不满五十次而歇止一次，是一脏之气得不到充养而衰竭的征象，指的是哪一脏呢？

答：人在吸气的时候，清气随着肝肾的纳气作用，吸入肝肾；在呼气的时候，浊气通过心肺的宣发作用经上焦排出。如果人呼吸时，吸入的气不能深达下焦的肾，到肝就返回，所以一脏无气指的是肾气虚衰，肾气虚衰不能摄纳吸入的清气，肾脏得不到充养，致使肾气衰竭。

【释义】

1. *脏气盛衰与歇止脉的关系*　本难指出脉搏搏动不满五十次而歇止一次，即为肾气虚衰的表现。认为出现歇止脉，

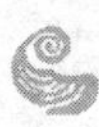

说明脏气虚衰。《灵枢·根结》也详述了歇止脉，原文云："一日一夜五十营，以营五藏之精，不应数者，名曰狂生。所谓五十营者，五藏皆受气，持其脉口，数其至也。五十动而不一代者，五藏皆受气；四十动一代者，一藏无气；三十动一代者，二藏无气；二十动一代者，三藏无气；十动一代者，四藏无气；不满十动一代者，五藏无气。予之短期，要在'终始'。所谓五十动而不一代者，以为常也，以知五藏之期。"即脉搏搏动四十次而有一次歇止是肾气虚衰之象，脉搏搏动三十次而有一次歇止是肝、肾之气虚衰之象，脉搏搏动二十次而有一次歇止是肝、脾、肾之气虚衰之象，脉搏搏动十次而有一次歇止是肝、心、脾、肾之气虚衰之象，不满十次歇止一次是五脏之气均虚衰之象。

2. *切脉必满五十动*　本难认为医生切脉时，诊察脉搏搏动不应少于五十次，其目的是为了候察脉搏搏动五十次中是否出现歇止脉，以判断五脏之气是否受到损伤。脉搏搏动五十次而无歇止，是五脏健康，精气旺盛的征象，张仲景在《伤寒杂病论》中亦强调："动数发息，不满五十，短期未知决诊，九候曾无仿佛……夫欲视死别生，实为难矣。"

"人吸者随阴入，呼者因阳出，今吸不能至肾，至肝而还"与《难经·四难》中的"呼出心与肺，吸入肝与肾"义同，下为阴，上为阳，入为阴，出为阳。所以，吸入的物质必向下随阴而入，五脏从上至下是肺、心、脾、肝、肾之序，心肺在上，属阳，呼出则从心肺出，肝肾在下，属阴，吸入则入肝与肾，如吸不能至肾，则肾未得到滋养而肾气衰少。说明了呼吸与脏腑、脉搏的相应关系。

【结语】

本难论述了歇止脉的脉象，以及脏气盛衰与歇止脉的关系；阐述了医生切脉必满五十动的道理，如此才能更加准确判断脉象是否正常，是否出现歇止脉等异常脉象。

十二难

【原文】

十二難曰：經[1]言，五藏脈已絶[2]於内[3]，用針者反實其外[3]；五藏脈已絶於外[3]，用針者反實其内[3]。内外之絶，何以别之？

然：五藏脈已絶於内者，腎肝氣已絶於内也，而醫反補其心肺；五藏脈已絶於外者，其心肺脈已絶於外也，而醫反補其腎肝。陽絶補陰，陰絶補陽[4]，是謂實實虛虛[5]，損不足益有餘，如此死者，醫殺之耳。

【校注】

[1] 经：此指古代医经。本难“五脏脉已绝于内……用针者反实其内”与《灵枢·九针十二原》的内容义同。

[2] 绝：虚损不足之意。徐灵胎注：“绝者，虚也，不足也。”

[3] 内、外：指沉取以候肝肾，主阴，主内；浮取以候心肺，主阳，主外。吕广注：“心肺所以在外者，其藏在膈上，上气外为荣卫，浮行皮肤血脉之中，故言绝于外也。肾肝所以在内者，其藏在膈下，下气内养筋骨，故言绝于

内也。”

[4] 阳绝补阴，阴绝补阳：属阳的心肺虚损，反却补益属阴的肝肾；属阴的肝肾虚损，反却补益属阳的心肺。

[5] 实实虚虚：即用补法治疗实证，用泻法治疗虚证。

【提要】

论述了五脏脉气已绝，又误施补泻的危害。

【译文】

十二难问：医经上说，五脏的脉象反映出肝肾已经虚损于内，但是，医生针刺治疗时反而补其心肺；五脏脉象反映出心肺之气已经虚损于外，而医生针刺治疗时反补其肝肾。这种内、外虚损的病证，应怎样区别呢？

答：五脏之脉虚损于内，是肝肾之气已经衰竭于内，医生却反补其心肺；五脏脉虚损于外，是心肺之气虚损于外，医生却反补其肝肾。属阳的心肺虚损，反却补益属阴的肝肾；属阴的肝肾虚损，反却补益属阳的心肺。这就是阳绝补阴，阴绝补阳，补实泻虚，损其不足而益其有余的错误治法，如果患者因此而死亡，这是由于医生的过失而导致的。

【释义】

1. *五脏脉气已绝，有“内”“外”之别*　本难论述了从脉象上可以辨别五脏脉气的虚实。据《难经·四难》云“呼出心与肺，吸入肾与肝”，即心肺俱浮、肝肾俱沉的阴阳脉法。心肺之脉浮而无力为虚，浮而有力为实；肝肾之脉沉而无力为虚，沉而坚实为实，只有确定了五脏脉气的虚实，才能正确施以补泻之法。

2. *五脏脉气已绝又误施补泻的危害*　本难指出了医生在诊治疾病时，属阳的心肺虚损，反补属阴的肝肾；属阴的肝肾虚损，反补属阳的心肺，则“阳绝补阴，阴绝补阳”，即阴阳不辨，不但不能起到治疗作用，反会延误病情。如果医生误施补泄，补实泻虚，损其不足而益其有余，这就从根本上违反了补虚泻实的治疗原则，如果医生诊脉不精，未能辨出脏腑阴阳虚实，则易犯“阳绝补阴，阴绝补阳”“实实虚虚”之戒，最终使虚者更虚，实者更实，病情恶化，所以本难警告医生说：“如此死者，医杀之耳。”

【结语】

本难指出了五脏脉气已绝又误施补泻的危害。五脏虚实脉法是《难经》阴阳脉法的具体运用，也是对《内经》“无盛盛，无虚虚”治则的继承与发扬。

十三难

【原文】

十三難曰：經[1]言，見其色而不得其脈，反得相勝之脈[2]者，即死；得相生之脈[2]者，病即自已。色之與脈當參相應，為之奈何？

然：五藏有五色，皆見於面，亦當與寸口、尺内[3]相應。假令色青，其脈當弦而急；色赤，其脈浮大而散；色黄，其脈中緩而大；色白，其脈浮澀而短；色黑，其脈沉濡而滑。此所謂五色之與脈，當參相應也。脈數，尺之皮膚亦數[4]；脈急，尺之皮膚亦急[5]；脈緩，尺之皮膚亦

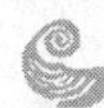

緩[6]；脈澀，尺之皮膚亦澀[7]；脈滑，尺之皮膚亦滑[8]。

五藏各有聲、色、臭、味[9]，當與寸口、尺内相應，其不相應者病也。假令色青，其脈浮澀而短，若大而緩為相勝；浮大而散，若小而滑為相生也。

經言：知一[10]為下工，知二[10]為中工，知三[10]為上工。上工者十全[11]九，中工者十全八，下工者十全六。此之謂也。

【校注】

[1] 经：此指古代医经。本难"见其色而不得其脉……病即自已"与《灵枢·邪气藏府病形》的内容义同。

[2] 相胜之脉、相生之脉：以五行生克关系来说明五脏疾病的色脉关系，即脉克色或色克脉为相胜之脉，脉生色或色生脉为相生之脉。

[3] 尺内：指尺肤诊法。尺肤诊法，指通过观察、触按尺肤部皮肉的大小、缓急、滑涩、坚脆及温度变化以了解疾病的寒热、虚实、表里及脏腑身形的病变，尤其是津液盈亏等。尺肤，指前臂内侧腕横纹至肘横纹之间的皮肤。

[4] 尺之皮肤亦数：数，疑为"热"字之误，《难经经释》云："若皮肤则如何能数？此必传写之误。"丁德用注："数即心也，所以臂内皮肤热也。"

[5] 尺之皮肤亦急：指尺肤部皮肤拘急紧绷。丁德用注："急者，臂内经络满实，所以坚急也。"

[6] 尺之皮肤亦缓：指尺肤部皮肤松软弛缓。丁德用注："缓者，肌肉清，故皮肤亦缓弱也。"

[7] 尺之皮肤亦涩：指尺肤部皮肤滞涩。丁德用注："肺主燥，所以臂内，皮肤亦涩也。"

[8] 尺之皮肤亦滑：指尺肤部皮肤滑利润泽。丁德用注：

"肾主水，其脉滑，所以臂内皮肤亦滑也。"

[9] 声、色、臭、味：指五声（呼、笑、歌、哭、呻），五色（青、赤、黄、白、黑），五臭（臊、焦、香、腥、腐），五味（酸、苦、甘、辛、咸）。

[10] 知一、知二、知三：指色诊、脉诊、尺肤诊三种诊断方法中，掌握其中一种诊断方法者，为知一；掌握其中两种诊断方法者，为知二；掌握三种诊断方法者，为知三。

[11] 全：通"痊"。痊愈之意。

【提要】

论述了五脏与色、脉、尺肤诊的相应关系。

【译文】

十三难问：医经上说，看到患者面色呈现某脏主色，却诊不到该脏主脉，反而诊出其相克之脏的主脉时，则为预后不良，如果诊出其相生之脏的主脉时，则病情向愈。色诊与脉诊相互结合的诊察方法，如何运用呢？

答：五脏应五色，在面部均能反映出来。面色应当与寸口脉、尺肤部的情况相一致。例如，患者面色青，则脉象应当弦急；面色红，则脉象应当浮大而散；面色黄，则脉象应当缓而大；面色白，则脉象应当浮涩而短；面色黑，则脉象应当沉濡而滑。这就是五色与脉象相应表现出的征象。脉数，尺肤部则发热；脉急，尺肤部应紧急；脉缓，尺肤部应弛缓；脉涩，尺肤部应当涩滞；脉滑，尺肤部应滑利。

五脏各有相应的声、色、嗅、味，皆当与寸口脉象、尺肤相应。不相应即是病态。例如，患者面色发青，而脉象呈现浮涩而短，或者大而缓，这是相胜之脉；若脉象呈现浮大而散，或者小而滑，则是相生之脉。

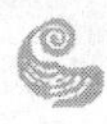

医经上说：望面色、切脉、诊尺肤这三种诊断方法，只掌握其中一种诊断方法的医生，是技术差的下工；能掌握两种诊断方法的医生，是技术较好的中工；能掌握三种诊断方法且综合运用的医生，是技术优良的上工。上工治病，治疗十人可使九人痊愈；中工治病，治疗十人可使八人痊愈；下工治病，治疗十人可使六人痊愈，就是这个道理。

【释义】

1. **色、脉、尺肤与脏腑相应** 本难“见其色而不得其脉，反得相胜之脉者，即死；得相生之脉者，病即自已”的论述，阐述了若患者出现脉克色或色克脉的相胜之脉，其预后较差；若患者出现脉生色或色生脉的相生之脉，其预后尚可的道理。虞庶对此有进一步阐发，其在《难经集注》中云：“相应，谓正经自病也。假令肝病，脉弦，色青，多呼，好膻，喜酸，此曰自病也。不相应者，乃如下说。假令肝病，脉涩，色白，多哭，好腥，喜辛。此曰相反。声色臭味，皆见肺之证候，金之贼木，此曰贼邪，不相应，必死也。”掌握脏、色、脉及尺肤相应之理，运用五行相生相克理论分析疾病预后，具有重要临床意义。现归纳声、色、臭、味、脉、尺肤与五脏相应关系如表3。

表3 五脏与声色臭味、脉、尺肤相应表

五行	五脏	五色	五声	五臭	五味	脉象	尺肤
木	肝	青	呼	臊	酸	弦而急	急
火	心	赤	笑	焦	苦	浮大而散	热
土	脾	黄	歌	香	甘	中缓而大	缓
金	肺	白	哭	腥	辛	浮涩而短	涩
水	肾	黑	呻	腐	咸	沉濡而滑	滑

2. **多种诊法合参的重要性** 本难认为诊治疾病时，望

诊、脉诊与尺肤诊应该相互结合，只有多种诊法相互合参，全面收集患者信息，才能对疾病作出正确诊断，最终取得满意的疗效。由于体内脏腑状况在声、色、嗅、味、脉象及尺肤上均能表现出来，如果只采用其中某一种诊察方法，则难以准确判断疾病变化及预后。因此，应重视多个部位诊察，以及多种诊法综合运用。本难将医生分为上工、中工、下工，进一步要求医生在临床中做到四诊合参，才可以成为“十全九”的“上工”。

3. *尺肤诊法在诊断中的运用*　本难指出尺肤诊法应与寸口脉诊法相应，如“脉数，尺之皮肤数”等。尺肤诊，是古代常用的一种诊法。尺肤诊法，主要是通过观察、触按尺肤部皮肉的寒热、滑涩、缓急及坚脆等，以了解疾病的寒热、虚实、表里及脏腑身形的病变，如《灵枢·论疾诊尺》所云：“审其尺之缓急、小大、滑涩，肉之坚脆，而病形定矣。”尺肤诊判定病变部位的方法是将尺肤分为内外、左右、中附上、上附上、上竟上、下竟下等不同部分，分别对应人体的头、咽喉、心、肝、肺、肾、腰、足等，提示尺肤与寸口、舌、鼻、目、耳郭等部位一样，也是整个人体身形的缩影，这种诊法体现了整体与部分相应的关系。尺肤诊还见于《内经》的《素问·脉要精微论》《灵枢·论疾诊尺》等篇章中，对于明确病位及判断病证具有重要意义。尺肤诊的具体部位见图1。

【结语】

本难运用五行理论论述了五脏、色、脉及尺肤相应之理，强调了望、脉、尺肤诊多种诊法合参的重要性，以及尺肤诊法在诊断中的运用，临床采用多种诊法合参可正确诊断疾病，判断预后。

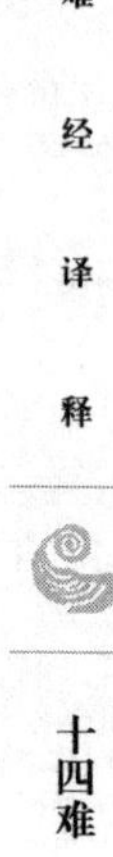

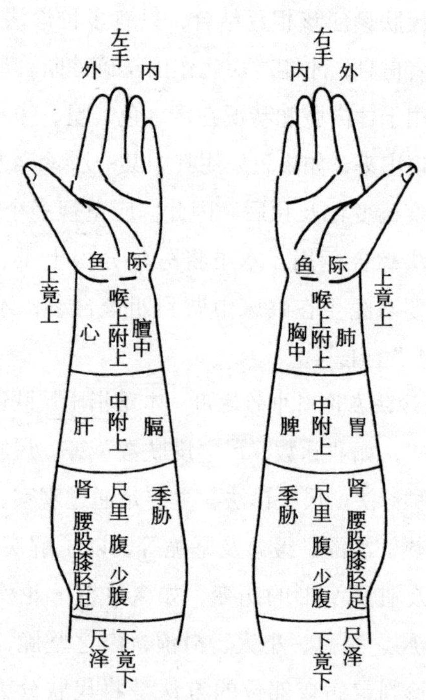

图1　尺肤诊的部位图

十四难

【原文】

十四難曰：脈有損至[1]，何謂也？

然：至之脈，一呼再至曰平，三至曰離經[2]，四至曰奪精[3]，五至曰死[4]，六至曰命絶[5]。此至之脈也。

何謂損？

一呼一至曰離經，二呼一至曰奪精，三呼一至曰死，四呼一至曰命絶。此謂損之脈也。至脈從下上，損脈從上下[6]也。

損脈之為病奈何？

然：一損損於皮毛，皮聚而毛落；二損損於血脈，血脈虛少，不能榮於五藏六府也；三損損於肌肉，肌肉消瘦，飲食不為肌膚；四損損於筋，筋緩不能自收持[7]；五損損於骨，骨痿不能起於床。反此者，至脉之病也[8]。從上下者，骨痿不能起於床者死；從下上者，皮聚而毛落者死。

治損之法奈何？

然：損其肺者，益其氣；損其心者，調其榮衛；損其脾者，調其飲食，適其寒溫；損其肝者，緩其中[9]；損其腎者，益其精。此治損之法也。

脈有一呼再至，一吸再至；有一呼三至，一吸三至；有一呼四至，一吸四至；有一呼五至，一吸五至；有一呼六至，一吸六至；有一呼一至，一吸一至：有再呼一至，再吸一至；有呼吸再至。脈來如此，何以別知其病也？

然：脈來一呼再至，一吸再至，不大不小曰平，一呼三至，一吸三至，為適得病。前大後小[10]，即頭痛、目眩；前小後大[10]，即胸滿、短氣。一呼四至，一吸四至，病欲甚。脈洪大者，苦煩滿；沉細者，腹中痛；滑者，傷熱；澀者，中霧露。一呼五至，一吸五至，其人當困，沉細夜加，浮大晝加，不大不小，雖困可治，其有大小者，為難治。一呼六至，一吸六至，為死脈也。沉細夜死，浮大晝死。一呼一至，一吸一至，名曰損。人雖能行，猶當著床，所以然者，血氣皆不足故也。再呼一至，再吸一至[11]，名曰無魂。無魂者當死也，人雖能行，名曰行尸。上部有脈，下部無脈，其人當吐，不吐者死。上部無脈，下部有脈，雖困無能為害也。所以然者，譬如人之有尺樹之有根，枝葉雖枯槁，根本將自生。脈有根本，人有元氣，故知不死。

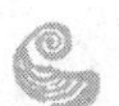
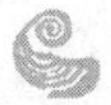

【校注】

[1] 脉有损至：一呼脉搏至数少于正常脉者，为损脉；一呼脉搏至数多于正常脉者，称作至脉。损，减少；至，众也，引申为增多。损、至，指损脉和至脉。

[2] 离经：偏离正常。滑寿注："离经者，离其正常之度也。"

[3] 夺精：指人体精气严重耗散。滑寿注："夺精，精气衰夺也。"

[4] 死：指病情严重，预后不良。

[5] 命绝：指生命之气竭绝。熊宗立注："命绝者，藏败神去气绝则死矣。"

[6] 至脉从下上，损脉从上下：至脉之病，随着脉搏至数的增加，病变由下部的脏腑向上部的脏腑传变，从肾至肺；损脉之病，随着脉搏至数的减少，病变由上部的脏腑向下部的脏腑传变，从肺至肾。滑寿注："至脉从下而逆上，由肾而之肺也。损脉从上而行下，由肺而之肾也。"

[7] 筋缓不能自收持：指筋脉弛缓不能正常伸缩与持物。

[8] 至脉之病也：原作"至于收病也"，据《难经校注》改。

[9] 缓其中：指柔肝疏肝之法。缓，缓和之意。《素问·藏气法时论》云："肝苦急，急食甘以缓之。"

[10] 前大后小、前小后大：张山雷注："寸独大，则阳盛于上，故当头痛、目眩；尺独大，则阴盛于里，故当胸满、短气。"前，指关前，寸部；后，指关后，尺部。

[11] 再吸一至：原作“呼吸再至”，据《难经集注》按语改。

【提要】

论述了损至脉及其证治。

【译文】

十四难问：脉，有损脉和至脉，它们是怎样的呢？

答：至之脉，人一呼脉搏动两次属于平脉；一呼脉搏动三次，属离经；一呼脉搏动四次，为夺经；一呼脉搏动五次，则预示着预后凶险；一呼脉搏动六次，人就有死亡的危险。这就是至脉的情况。

什么是损脉？

人一呼，脉搏动一次，即属离经；人两呼，脉搏动一次，为夺精；人三呼，脉搏动一次，则预后凶险；人四呼，脉搏动一次，人就会有死亡的危险。这是损脉的情况。至脉之病，随着脉搏至数的增加，病变由下向上传变；损脉之病，随着脉搏至数的减少，病变由上向下传变。

损脉的病证表现有哪些？

答：首先损伤皮毛，症见皮肤皱缩、毛发脱落；继而损伤血脉，出现血脉虚少，不能荣养五脏六腑；继之损伤肌肉，肌肉消瘦，是饮食不能化生精微营养肌肤而致；继之损伤于筋，则筋脉弛缓而不能自主运动；最后损伤于骨，表现骨骼痿软无力、卧床不起。与以上传变方向相反的，就是至脉的病证。损脉的病变从上向下演变，当出现骨骼痿软无力、卧床不起时，则病情深重，预后不良；至脉的病变从下向上传变，当出现皮肤皱缩、毛发脱落时，则病情危重，预后不良。

治疗各种虚损病的方法是什么呢？

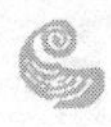

答：肺受损，宜补益肺气；心受损，宜调和营卫、调补气血；脾受损，应调节饮食起居，使其寒温适宜；肝受损，宜疏肝柔肝；肾受损，当补益精气。这就是治疗虚损病证的方法。

有一呼脉搏动两次，一吸脉搏动两次的；有一呼脉搏动三次，一吸脉搏动三次的；有一呼脉搏动四次，一吸脉搏动四次的；有一呼脉搏动五次，一吸脉搏动五次的；有一呼脉搏动六次，一吸脉搏动六次的。有一呼脉搏动一次，一吸脉搏动一次的；有两呼搏动一次，两吸搏动一次的。脉搏有如此不同情况，怎样辨别其病呢？

答：一呼脉搏动两次，一吸脉搏动两次，其形体不大不小，是正常脉象。假如一呼脉搏动三次，一吸脉搏动三次，这是刚刚开始发病的征象，若寸脉大、尺脉小，就会出现头痛、目眩等症状；若寸脉小、尺脉大，就会出现胸部胀满、呼吸短促等症状。假如一呼脉搏动四次，一吸脉搏动四次，这是病情要加重的征象，若脉兼洪大，会出现烦躁满闷的症状；若脉兼沉细，则见腹部疼痛的症状；脉兼滑象，是伤于热邪的病证；脉兼涩象，是伤于雾露的病证。假如一呼脉搏动五次，一吸脉搏动五次，此时病情已经相当危重了，若脉兼沉细，病情多在夜间加剧；脉兼浮大，病情多在白天加剧；若脉象没有大小不一的情况，病情虽然危重，还有治疗的希望，若脉形大小不一，则属于难治。假如一呼脉搏动六次，一吸脉搏动六次，这是濒于死亡的征象；若脉沉细，可能会在夜间死亡；若脉浮大，可能会在白天死亡。脉搏一呼脉搏动一次，一吸脉搏动一次，称为损脉。出现这种脉象，患者虽然还能行走，但最终会卧床不起的。所以会出现这样的结果，是因为气血已经衰弱。如果出现两呼脉搏动一次，两吸脉搏动一次，说明患者已经到了精神衰败的危重程度，精神衰败则死，即使患者尚能行走，但预后不良。如果患者寸部有脉、尺部无脉，那么患者应当有呕吐的症状；若无呕吐的症状则预后不良，如果寸部无脉、尺部有脉，病情虽然较重，但不致危及生命。之所以这样说，是因为人的尺部有脉，就好像树木有根，枝叶虽然已经枯槁，但根部没有损伤，生机仍在，还会再生长。人的元气未绝，就不会死亡。

【释义】

1. 损至脉的脉象与虚损病证　一呼脉搏至数少于正常脉者，为损脉；一呼脉搏至数多于正常脉者，称作至脉。损脉，分为离经、夺精、死、命绝四种情况，人一呼，脉搏动一次，即属离经，则患者因气血已经衰弱，即使目前还能行走，但最终会卧床不起；人两呼，脉搏动一次，为夺精，则患者精神衰败，精神衰败则死，若患者寸部有脉、尺部无脉则应见呕吐的症状，若无呕吐的症状则说明预后不良；若寸部无脉、尺部有脉，病情虽然较重，但不致危及生命；人三呼，脉搏动一次，属死脉，预后凶险；人四呼，脉搏动一次，即属于命绝。

至脉，根据脉搏次数又分为离经、夺精、死、命绝四种情况，即至之脉，一呼脉搏动三次，属离经；一呼脉搏动四次，为夺精；一呼脉搏动五次，则预示着预后凶险；一呼脉搏动六次，属命绝。假如一息六至，即离经，脉偏离正常，若寸脉大、尺脉小，就会出现头痛、目眩等症状；若寸脉小、尺脉大，就会出现胸部胀满、呼吸短促等症状。假如一息八至，即夺精，为精气耗夺，这是病情要加重的征象，若脉兼洪大，会出现烦躁满闷的症状；若脉兼沉细，则见腹部疼痛的症状；脉兼滑象，是伤于热邪的病证；脉兼涩象，是伤于雾露等寒湿邪气的病证。假如一息十至，即死脉，预后凶险，此时病情危重，若脉兼沉细，病情多在夜间加剧；脉

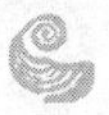

兼浮大，病情多在白天加剧；若脉象没有大小不一的情况，病情虽然危重，仍有治疗的希望。假如一息十二至，即命绝脉，这是濒于死亡的征象；若脉沉细，将死于夜间；若脉浮大，将死于白天。掌握损至脉对判断疾病预后及治疗具有重要意义。

2. **虚损证治** 虚损，又称为虚劳。本难论述了虚损的表现及治疗方法。虚损表现为“一损损于皮毛，皮聚而毛落；二损损于血脉，血脉虚少，不能荣于五藏六府也；三损损于肌肉，肌肉消瘦，饮食不为肌肤；四损损于筋，筋缓不能自收持；五损损于骨，骨痿不能起于床”。虚损是由于外感六淫、内伤七情等原因伤及人体，先伤及皮毛，继而伤及血脉、肌肉、筋、骨，损伤过程由表入里，病程缠绵。

本难对虚损提出了相应的治疗原则，如损于肺，肺主气，治以补气；损于心，心主血脉，故应调和其营卫，调补气血；损于脾，脾主运化，故应调养饮食；损于肝，肝主疏泄，喜条达而恶抑郁，故应柔肝疏肝；损于肾，肾藏精，因而治以补肾精。

本难对后世五脏虚损病证的治疗提供了重要依据。临床上如肺气虚损，常见表现有咳嗽、气短、喘息等，治疗中重视补气，即因“损其肺者，益其气”。再如，心气虚损的治疗重视调和营卫、脾气虚损重视健脾、肝气虚损重视疏肝、肾气虚损重视补肾等治疗方法均与本难密切相关。

3. **平脉的脉象** 平脉，指健康无病之正常脉象。本难强调“脉来一呼再至，一吸再至，不大不小曰平”，说明一息脉搏动四次为健康无病的平人脉象。古人通过平人呼吸与脉搏的比率，作为判断患者脉息至数正常与否的依据，如《素问·平人气象论》中提出“人一呼脉再动，一吸脉亦再动，呼吸定息，脉五动，闰以太息，命曰平人。平人者，不病也”，如脉息至数少于或多于“一呼再至，一吸再至”则属于不正常的损脉或至脉。本难诊察平脉与病脉的方法与《内经》基本一致。

4. **元气的重要性** 元气，又称原气。始见于《难经》，如《难经·八难》云：“所谓生气之原者，谓十二经之根本也。”因为元、原二字均有本始之意，如《释文》云：“原，本也。”《正字通》云：“元，本也。”所以在中医古籍中常原气、元气通称。元气根于肾间动气，以先天精气为基础，后天精气为充养，是人体活动的原动力。本难云：“所以然者，譬如人之有尺，树之有根，枝叶虽枯槁，根本将自生，脉有根本，人有元气，故知不死。”强调了元气是人体生命的根本，元气的盛衰可从尺脉反映出来，尺部有脉，就表明脉有根本，说明尚有生机，其预后也尚可。本难与《难经·八难》相互，均强调了诊尺部以候元气盛衰的重要性。

【结语】

本难论述了损至脉的脉象与虚损病证、虚损证治及平脉的脉象，强调了元气的重要性。本难以呼吸与脉搏的比率，作为判断患者脉息至数正常与否的诊察方法，为临床分析疾病及判断预后提供了重要理论依据。

【医案】

曾治凌秀才之母，年五十，已生九男二女，气血衰惫，一日外出，饮食过伤，途遇风雨，食填太阴，倒晕床褥，水浆不入已四日矣。举家议以必无，三子促骑而请，予因家有要事，辞以不果。其七子廪生弼祖，在馆功书，闻之来寓，长跪而请，予念救母心诚，扶起允之登舆，顷刻而至。视之衣棺俱备，静候死耳。其夫亦府庠，引予入室。见其手撒口开，诊之寸关如丝，两尺全无。乃谓其夫曰：《经》云上部有

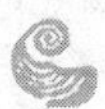

脉，下部无脉，其人当吐，不吐者死。令其子烧淡盐汤三品碗，入童便一碗搅匀，扶起病人，三饮而三吐之，果吐出宿食痰涎碗许而人事稍苏。乃与六君子汤加芪、术、白蔻一剂，是夜即服稀粥一碗，明早乃起床矣。又用归脾汤数十剂，兼服六味地黄丸而安。（清·齐秉慧《齐氏医案》）

十五难

【原文】

十五難曰：經言，春脈弦，夏脈鈎[1]，秋脈毛，冬脈石。是王脈耶？將病脈也？

然：弦、鈎、毛、石者，四時之脈也。春脈弦者，肝東方木也，萬物始生，未有枝葉，故其脈之來，濡弱而長，故曰弦。夏脈鈎者，心南方火也，萬物之所盛，垂枝布葉，皆下曲如鈎，故其脈之來疾去遲，故曰鈎。秋脈毛者，肺西方金也，萬物之所終，草木華葉，皆秋而落，其枝獨在，若毫毛也。故其脈之來，輕虛以浮，故曰毛。冬脈石者，腎北方水也，萬物之所藏也，盛冬之時，水凝如石，故其脈之來，沉濡而滑，故曰石。此四時之脈也。

如有變奈何？

然：春脈弦，反[2]者為病。

何謂反？

然：其氣來實强，是謂太過，病在外；氣來虛微，是謂不及，病在內。氣來厭厭聶聶[3]，如循榆葉曰平；益實而滑，如循長竿曰病；急而勁益强，如新張弓弦曰死。春脈微弦曰平，弦多胃氣少曰病[4]，但弦無胃氣曰死[5]，春以胃氣為本。

夏脈鈎，反者為病。

何謂反？

然：其氣來實强，是謂太過，病在外；氣來虛微，是謂不及，病在内。其脈来累累如環，如循琅玕[6]曰平；來而益數，如雞舉足[7]者曰病；前曲後居，如操帶鈎[8]曰死。夏脈微鈎曰平，鈎多胃氣少曰病，但鈎無胃氣曰死，夏以胃氣為本。

秋脈微毛，反者為病。

何謂反？

然：氣來實强，是謂太過，病在外；氣來虛微，是謂不及，病在内。其脈來藹藹如車蓋[9]，按之益大曰平；不上不下，如循雞羽曰病；按之消索[10]，如風吹毛曰死。秋脈微毛為平，毛多胃氣少曰病，但毛無胃氣曰死，秋以胃氣為本。

冬脈石，反者為病。

何謂反？然：其氣來實强，是謂太過，病在外；氣來虛微，是謂不及，病在内。脈來上大下兑[11]，濡滑如雀之啄[12]曰平；啄啄連屬，其中微曲曰病；來如解索[13]，去如彈石[14]曰死。冬脈微石曰平，石多胃氣少曰病，但石無胃氣曰死，冬以胃氣為本。

胃者，水穀之海，主稟[15]。四時皆以胃氣為本[16]，是謂四時之變病，死生之要會也。脾者，中州[17]也，其平和不可得見，衰乃見耳。來如雀之啄[18]，如水之下漏[19]，是脾之衰見也。

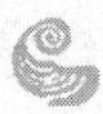

【校注】

[1] 钩：夏季主脉，即洪大脉，其脉来盛去衰，如钩端微曲之象。

[2] 反：反常之脉，即与各季节应时之脉不一致的脉象。

[3] 厌厌聂聂：形容脉来轻浮和缓的样子。

[4] 弦多胃气少曰病：脉见弦急为主，缺少从容和缓胃气之象，此为肝病的脉象表现。下文“钩多胃气少曰病”“毛多胃气少曰病”“石多胃气少曰病”等义仿此。

[5] 但弦无胃气曰死：脉象弦急而毫无柔和从容之象，是春季胃气已绝，肝之真藏脉独现，故预后不良。下文“但钩无胃气曰死”“但毛无胃气曰死”“但石无胃气曰死”等义仿此。

[6] 琅玕（lánggān 郎干）：本指似珠玉的美石，《尚书注疏》云：“琅玕，石而似珠者。”此处指脉来应指滑利如珠的脉象特征。

[7] 如鸡举足：形容脉象数而坚实，如同鸡举足疾走。吕广注：“举足者，喻其数也。”

[8] 前曲后居，如操带钩：形容脉象前屈后直，好像手持革带之钩一样，失去和缓之象。

[9] 蔼蔼如车盖：形容脉象浮大轻盈，如同车上伞形的顶棚一样。

[10] 消索：指脉象无力，相当于今之散脉。消，通“萧”，按之脉动消失之意。

[11] 兑（ruì 锐）：尖也，小也。《集注·音释》云：“兑，音锐，尖也。”

[12] 喙（huì 会）：鸟嘴，本处借鸟嘴的形状上大下小，形容脉来盛实，脉去细小的脉形。吕广注：“雀喙，谓本大

末兑也。”

[13] 解索：形容脉来散乱，好像解乱的绳索一样。

[14] 弹石：形容脉去迅速而坚硬，好像用指弹石一样。

[15] 禀（lǐn 廪）：谷仓。

[16] 四时皆以胃气为本：原作“四时故皆以胃气为本”，据上下文改。

[17] 脾者，中州：滑寿注：“脾者中州，谓呼吸之间，脾受谷味，其脉在中也。其平和不得见，盖脾寄王于四季，不得独主于四时，四脏之脉平和，则脾脉在中矣。”

[18] 如雀之啄：形容脾气衰败时脉象坚硬而断续不定，如鸟啄食。滑寿注：“雀啄者，脉至尖锐而断续不定也。”

[19] 如水之下漏：形容脉来极慢，好像破屋漏水一样，良久才滴一下。漏，屋漏滴水。滑寿注：“屋漏者，脉至缓散，动而复止也。”

【提要】

论述了四时的常脉、病脉、死脉。

【译文】

十五难问：医经上说，春脉弦、夏脉钩、秋脉毛、冬脉石，这是正常脉象，还是异常脉象？

答：弦脉、钩脉、毛脉、石脉，是人体随四时变化而表现出的正常脉象。春天见弦脉，肝与东方、春季相应，在五行属木，主万物开始萌生，尚未长出枝叶，因此，其脉来表现为濡弱而长的弦脉。夏天见钩脉，心与南方、夏季相应，在五行属火，主万物繁茂，垂枝布叶，向下弯曲，好像弯曲的钩子一样，因此，其脉表现为来时略快去时略迟的钩脉。秋天见毛脉，肺与西方、秋季相应，在五行属金，主万物生长之极，花叶枯萎脱落，只有枝条独存，好像身上的毫毛一

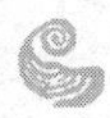

样，因此，其脉表现为来时轻虚而浮的毛脉。冬天见石脉，与北方、冬季相应，在五行属水，主万物闭藏，冬季水凝冰块如石，因此，其脉表现为沉软而滑的石脉。这些就是顺应四时的常脉。

如果发生病变，四时脉象将会有什么变化呢？

答：春脉应弦，如出现反常之脉，就是病态。

反常脉象的特点是怎样的？

答：春天脉气来时，表现为坚实强硬，是太过的脉象，病变在外；脉气来时表现为虚微，是不及的脉象，病变在内，如果脉来轻浮和缓，指下感觉好像触摸飘动的榆叶一样，是正常的脉象；若脉来坚实而滑，如触摸长竿，就是病脉；若脉来劲急强硬，如刚刚拉开的弓弦，即是死脉，预后凶险。春天的脉象微弦为有胃气的正常脉象；弦象明显而少胃气为病脉；只有弦象而毫无胃气之象是死脉。春天的脉象是以胃气为根本的。

夏天应见钩脉，如出现反常之脉象就是病态。

反常脉象的特点是怎样的？

答：夏天脉气来时，坚实强硬，是太过的脉象，是病变在外；脉气来时虚微，是不及的脉象，病变在内。脉来充盈连续，应指圆滑，如玉环滚动，又如触摸光洁滑润的玉石一样，是正常的脉象；若脉来疾数，如鸡举足疾走似的脉象，就是病脉；若脉来后直，如同手持革带的钩子，即是死脉。夏天的脉象，微现钩象是正常脉象；钩象明显而缺乏胃气的是病脉；只有钩象而毫无胃气之象是死脉。夏天的脉象是以胃气为根本的。

秋天应见毛脉，如出现反常的脉，就是病态。

反常脉象的特点是怎样的？

答：秋天脉气来时，显得坚实强硬，是太过的脉象，病变在外；脉气来时显得虚微，是不及的脉象，病变在内；脉来浮大轻盈，如同车上伞形的顶棚一样，稍用力按则感觉更大，是正常的脉象；若脉来不上不下，好像触摸鸡的羽毛，就是病脉；手指按在脉上，感觉浮散无根，好像风吹羽毛飘散不定，即是死脉。秋天的脉象，微现毛象为有胃气的正常脉象；毛象明显而缺乏胃气的是病脉，只有毛象而毫无胃气之象是死脉。秋天的脉是以胃气为根本的。

冬天应见石脉，如出现反常的脉，就是病态。

反常脉象的特点是怎样的?

答：冬天脉气来时，显得坚实强硬，是太过的脉象，病变在外，脉来时虚软微弱，是不及的脉象，病变在内。脉气来时大、去时小而兼滑润，感觉像鸟嘴一样，是正常的脉象；若脉来像鸟雀啄食一样连续不断，而且感觉脉形微带弯曲，就是病脉；若脉来时好像解乱的绳索一样散乱无力，去时迅速而坚硬，好像用手指弹石一样急促坚硬，即是死脉。冬天的脉象，微现石象为正常脉象；脉石而少胃气的是病脉；只有石象而毫无胃气之象是死脉。冬天的脉是以胃气为根本的。

胃是饮食水谷汇聚之处，给全身提供营养。四时的脉象都是以胃气为根本的，四季脉象变化决定着疾病的轻重和预后。脾居中焦，其脉象柔软和缓、至数分明，隐含在四季脉象之中而难以单独显现出来，只有当脾气衰竭时才会显现出相应的征象，如表现为脉象坚硬而断续不定，好像雀鸟啄食的样子，或如脉来极慢，好像破屋漏水一样，良久才滴一下，就是脾气衰竭的脉象。

【释义】

1. **四时常脉及脉象特点** 人与自然息息相应，自然界四时节律对人体具有重要的影响。随着四时气候的寒热温凉的阴阳盛衰变化，人体脉象也有春弦、夏洪、秋毛、冬石的变化，如《素问·脉要精微论》云："四变之动，脉与之上下。"关于四时脉象特点，本难论述说：春脉，"其脉之来，濡弱而长，故曰弦"，因春天万物始生，未有枝叶，故其形状正直如弦；夏脉，"其脉来疾去迟，故曰钩"，心与南方、夏季相应，在五行属火，主万物繁茂，垂枝布叶，向下弯曲，像来盛去衰如钩端微曲之象，故其脉表现为来时略快去时略迟的钩脉；秋脉，"其脉之来，轻虚以浮，故曰毛"，肺与西方、秋季相应，在五行属金，主万物生长之极，花叶枯萎脱落，只有枝条独存，好像身上的毫毛一样，故其脉表现为来时轻虚而浮的毛脉；冬脉，"其脉之来，沉濡而缓，故曰石"，冬脉石者，与北方、冬季相应，在五行属水，主万物闭藏，冬季水凝冰块如石，故其脉表现为沉软而滑的石脉。

2. **四时平脉、病脉、死脉的脉象**　本难所述四时平脉、病脉、死脉的脉象与《素问·平人气象论》所述基本相同，但是文字略有出入。本难对四时的脉象分五个方面来论述，一谓太过，二谓不及，三谓平脉，四谓病脉，五谓死脉。再以胃气为准归纳平、病、死脉，如春天脉气来时表现为坚实强硬，是谓太过，主病在外；若脉气来时表现为虚微，是谓不及，主病在内，如果脉来轻浮和缓，指下感觉好像触摸飘动的榆叶一样，是谓平脉；若脉来坚实而滑，如触摸长竿，是谓病脉；若脉来劲急强硬，如刚刚拉开的弓弦，即是死脉，预后凶险。春天的脉象微弦为有胃气的正常脉象；弦象明显而少胃气为病脉；只有弦象而毫无胃气之象是死脉。四时的脉象必须以胃气为根本，体现出中医脉诊以有胃、有神、有根为顺的思想。

3. **四时脉象皆以胃气为根本**　本难突出了脉以胃气为本

的观点。《素问·玉机真藏论》云："五藏者皆禀气于胃，胃者五藏之本也，藏气者，不能自至于手太阴，必因于胃气，乃至于手太阴也，故五藏各以其时，自为至于手太阴也。"《灵枢·终始》云："谷气来也徐而和。"健康的脉象应是有胃气的脉象，如果脉中缺乏胃气为病脉，如果脉无胃气为死脉，即真藏脉。

胃者，水谷之海，主禀。说明胃受纳腐熟水谷，化生水谷精微，是气血生化之源。这是脾胃为后天之本的理论基础。此与《内经》"脾胃者，仓廪之官"（《素问·灵兰秘典论》）、"胃者，水谷之海，六府之大源也"（《素问·五藏别论》）、"胃者，太仓也"（《灵枢·胀论》）、"胃为五藏六府之海"（《灵枢·动输》）等观点是一致的。

脾者，中州也。脾在五行中属土，居中焦，其脉象柔软和缓、至数分明，隐含在四季脉象之中而难以单独显现出来，如《难经古义》云："脾之和平，不可得见者，以寄旺四脏脉中故也。"唐容川在《血证论》中亦指出："脾为阴中之至阴……以其能统主五脏，而为阴中之守也。其气上输心肺，下达肝肾，外灌四旁，充溢肌肉，所谓居中央，畅四旁者如是。"临床上只有当脾气虚衰时才会显现出相应的征象。

本难提出的"来如解索，去如弹石曰死""来如雀之啄，如水之下漏，是脾衰见也"，至后世发展为十怪脉，如元代医家危亦林在《世医得效方》中指出"十怪脉者，釜沸、鱼翔、弹石、解索、屋漏、虾游、雀啄、偃刀、转豆、麻促。釜沸，如汤涌沸，息数俱无，乃三阳数极无阴之候，旦见夕死，夕见旦死。鱼翔，脉浮肤泛泛，三阴数极，又曰亡阳，当以死断。弹石，脉来辟辟凑指，急促而坚，乃肾经真脏脉，现遇戊己日则不治。解索，脉散散无序，肾与命门之气皆亡，戊己日笃，辰巳日不治。屋漏之脉，如水下滴溅地

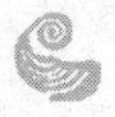

貌，胃气荣卫俱绝，七八日间危矣。虾游，状如虾游水面，杳然不见，须臾又来，隐隐然不动，依前又去，醒者七日死，沉困者三日不治。雀啄之脉，指下来三去一，如雀啄食之状，脾元谷气已绝于内，醒者十二日死，困者六七日亡。偃刀之脉，寻之如手循刀刃，无进无退，其数无准，由心元血枯，卫气独居，无所归宿，见之四日难疗。转豆，形如豆周旋展转，并无息数，脏腑空虚，正气飘散，象曰行尸，其死可立待也。麻促之脉，应指如麻子之纷乱，细微至甚，盖卫枯荣血独涩，轻者三日，重者一日殂矣。”十怪脉是中医二十八脉之外的脉象，均属少神、无根和缺乏胃气的真藏脉，预后不良。十怪脉的脉象表现十分复杂，是疾病危重病候的脉象表现，临床价值十分重要。十怪脉的出现并非都是绝症，只要及早发现，积极治疗，结合其他诊断判断病情，是可以缓解的。

【结语】

本难主要论述了四时平脉、病脉、死脉的脉象及其意义，以及四时脉皆以胃气为本的道理，强调了脉有胃气的重要性。

十六难

【原文】

十六難曰：脉有三部九候[1]，有陰陽，有輕重，有六十首[2]，一脈變為四時，離聖久遠，各自是其法[3]，何以別之？

然：是[4]其病，有内外證[5]。

其病為之奈何？

然：假令得肝脈，其外證：善潔[6]，面青，善怒；其内證：齊左有動氣[7]，按之牢若痛[8]；其病，四肢滿，閉癃，溲便難，轉筋。有是者肝也，無是者非也。

假令得心脈，其外證：面赤，口乾，喜笑；其内證：齊上有動氣，按之牢若痛；其病：煩心、心痛，掌中熱而啘[9]。有是者心也，無是者非也。

假令得脾脈，其外證：面黄，善噫，善思，善味[10]；其内證：當齊有動氣，按之牢若痛；其病：腹脹滿，食不消，體重節痛，怠惰嗜卧，四肢不收。有是者脾也，無是者非也。

假令得肺脈，其外證：面白，善嚏，悲愁不樂，欲哭；其内證：齊右有動氣，按之牢若痛；其病：喘欬，洒淅[11]寒熱。有是者肺也，無是者非也。

假令得腎脈，其外證：面黑，喜恐欠；其内證：齊下有動氣，按之牢若痛。其病：逆氣，少腹急痛，泄如下重，足脛寒而逆。有是者腎也，無是者非也。

【校注】

[1] 三部九候：指寸口脉的寸、关、尺三部，每部都有浮、中、沉三候，共三部九候。

[2] 六十首：指三阴三阳六脉各旺六十日而言。丹波元胤注："六十首，按《内经·方盛衰篇》曰：圣人持诊之道，先后阴阳而持之，奇恒之势，乃六十首。王注：谓奇恒六十首，今世不存。"可参。

[3] 离圣久远，各自是其法：指古代的诊脉方法流传已久，然而医生却推崇自己的诊脉方法。意谓当时缺乏统一的诊脉标准。

[4] 是：当作“视”。丁德用注：“‘是’字当作视物之‘视’……言使人视其精明五色，循按察之左右，即知内外之证。”

[5] 内外证：滕万卿注：“内外证，非谓病证表里，即谓诊候内外。所谓外证者，医坐病人之侧，以为望闻也；内证者，亲逼病人，按腹诊脉，以为问切也。”

[6] 洁：通“絜”，《方言》：“潔、絜，古通用。”“絜”通“瘛”，为瘛疭之意，指邪气伤筋，以手脚痉挛、口斜眼歪为主要表现的疾病，俗名“抽风”，如《灵枢·热病》云：“热病数惊，瘛疭而狂。”

[7] 齐左有动气：脐左侧有气流动或搏动。“齐”，通“脐”。

[8] 牢若痛：坚硬而疼痛。徐灵胎注：“牢者，气结而坚。痛者，气郁而滞。”

[9] 哕（yuě 哕）：干呕或呕逆。丹波元胤注：“哕，即哕字，《说文》曰：哕，气牾也。《本义》以哕为干呕。非。”

[10] 善味：指脾虚的人喜欢食用重味的食物。脾开窍于口，脾病则口淡无味，所以喜欢吃味重的食物。加藤宗博注：“脾主五味，脾气不足，而食无味，故好思有味物也。”

[11] 洒（xiǎn 先）淅：形容恶寒的样子。

【提要】

论述了五脏病脉证关系。

【译文】

十六难问：诊脉方法有三部九候法、辨阴阳法、指力轻重法、三阴三阳六脉主时法、四时脉法等，这些古代的诊脉方法流传已久，然而，现在的医生推崇自己的诊脉方法，究竟应该用哪种方法辨别疾病呢？

答：辨别病证，要把疾病的内外部证候作为诊断依据。

怎样依据疾病的内外表现进行辨别呢？

答：假令诊得肝脉，患者的外证应有痉挛、面色发青、易怒等，患者的内证应有脐的左侧有搏动感，触诊时局部坚硬或压痛，并伴有四肢肿满、小便癃闭或淋滴不爽、大便困难、肢体转筋等表现。具备以上证候可诊断为肝病，没有以上证候就不属于肝病。

假令诊得心脉，患者的外证应有面红、口干、易笑等；患者的内证应有脐的上部有搏动感，触诊时局部坚硬或压痛，并伴有心烦、心痛、手心发热、呃逆或干呕等表现。具备以上证候，就可诊断为心病，没有上述证候，就不属于心病。

假令诊得脾脉，患者的外证应有面黄、嗳气频频、思虑过多、口淡而喜食味重之物等；患者内证应有当脐的部位有搏动感，触诊时局部坚硬或有压痛，并伴有腹胀、食不消化、身重、关节酸痛、疲倦无力、嗜卧、四肢痿软无力等表现。具备以上证候，就可诊断为脾病，没有上述证候，就不属于脾病。

假令诊得肺脉，患者的外证应有面白、时常喷嚏、悲伤忧愁、常想哭泣等；患者内证应有脐的右侧有搏动感，触诊时局部坚硬或压痛，并伴有咳嗽、气喘、恶寒发热等表现。具备以上证候，就可诊断为肺病，没有上述证候，就不属于肺病。

假令诊得肾脉，患者的外证应有面色发黑、时常恐惧、频频哈欠等；患者内证应有脐下有搏动感，触诊时局部坚硬

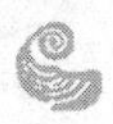

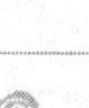

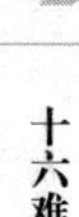

或压痛，并伴有小腹拘急疼痛、泄泻、里急后重、下肢厥冷，具备以上证候，就可以诊断为肾病，没有上述证候，就不属于肾病。

【释义】

1. *五脏病脉所主病证* 肝病，脉弦，症见瘛疭、面色发青、易怒、脐的左侧有搏动感，触诊感觉病处固定并有触痛；其病有四肢肿满、小便癃闭或淋漓不爽、大便困难、肢体转筋等。心病，脉洪，症见面色发红、口干、容易发笑、脐上有搏动感，触诊感觉病处固定并有触痛；其病有心烦、心痛、手心发热、呃逆或干呕等。脾病，脉缓，症见面色发黄、嗳气频频、思虑过多、口淡而喜食味重的食物、当脐的部位有搏动感，触诊感觉病处固定并有触痛；其病有腹部胀满、食不消化、身体困重、关节酸痛、倦怠嗜卧、四肢痿软无力等。肺病，脉浮，症见面色发白、常打喷嚏、悲伤欲哭、脐的右侧有搏动感，触诊感觉病处固定并有触痛；其病有咳嗽气喘、恶寒发热等。肾病，脉沉，症见面色发黑、常感恐惧、频频哈欠、脐下有搏动感，触诊感觉病处固定并有触痛；其病有小腹拘急、泄泻、里急后重、下肢厥冷等。五脏病外证多指视而可见之证，如面色、神态等；内证多为触而可得者，如有动气或按之坚硬疼痛之类，其病多为自觉之症，通过问诊便可以得知。文中用“有是者肝也，无是者非也”，说明诊断脏腑疾病必要内外证验之，四诊相互参照，不能单纯拘泥于某法。

2. *腹部触诊及所主病证* 通过腹部触诊，触按腹部如有气的攻冲或搏动，按其腹之坚硬及压痛与否，判断相应脏腑疾病。为后世运用腹诊提供了坚实的理论依据。脐左、脐上、当脐、脐右、脐下有动气分别与肝、心、脾、肺、肾病相关，该理论是依据五脏五行方位相应之理而提出，如丁德用云“肝者，东方木也。其治在左，应震”，此理论确有一定临床意义。

3.《难经》诊法有多种　《难经》诊法主要有三部九候法、阴阳分类法、指力轻重法、三阴三阳六脉主时法、四时脉法等。

三部九候诊法是指寸、关、尺三部，每部又有浮、中、沉三候，三部共九候。《难经·十八难》云：“三部者，寸、关、尺也。九候者，浮、中、沉也。上部法天，主胸以上至头之有疾也；中部法人，主鬲以下至齐之有疾也；下部法地，主齐以下至足之有疾也。”

阴阳分类法是指脉的部位、脉率、脉象、脉位等均有阴阳之分。就部位而言，寸、关、尺三部中，寸部为阳、主心肺，尺部为阴、主肝肾；就脉率而言，数脉主热、属阳，迟脉主寒、属阴；就脉象而言，长脉主病有余、属阳，短脉主病不足、属阴；就脉位而言，浮脉主表、属阳，沉脉主里、属阴。

指力轻重法是根据指力的轻重判断疾病的病变部位，如《难经·五难》所述，指力较轻，按之皮毛即得为肺脉，按之血脉即得为心脉，按之肌肉即得为脾脉，按之筋即得为肝脉，按之骨乃得为肾脉等。

三阴三阳六脉主时法是指少阳、阳明、太阳、太阴、少阴、厥阴六脉各旺主六十日。从冬至以后的第一个甲子日开始，第一个六十天的甲子周期少阳所主，第二个甲子周期阳明所主，第三个甲子周期太阳所主，第四个甲子周期太阴所主，第五个甲子周期少阴所主，第六个甲子周期厥阴所主。

四时脉法是指诊察脉象与四时是否相应的脉诊法。由于人与自然息息相应，随着自然界阴阳的消长盛衰变化，脉象

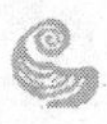

也有浮沉变化，即春脉弦、夏脉钩、秋脉毛、冬脉石等变化。

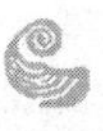

【结语】

本难论述了五脏病脉所主病证、腹部触诊及所主病证，以及多种诊法，提示了五脏脉与望、闻、问等其他诊法合参诊治疾病的重要性。

十七难

【原文】

十七難曰：經言，病或有死，或有不治自愈，或連年月不已，其死生存亡，可切脈而知之耶？

然：可盡知也。診[1]病若閉目不欲見人者，脈當得肝脈強[2]急而長，而反得肺脈浮短而澀者，死也。病若開目而渴，心下牢[3]者，脈當得緊實而數，反得沉濡而微者，死也。病若吐血，復鼽衄[4]血者，脈當沉細，而反浮大而牢者，死也。病若譫言妄語，身當有熱，脈當洪大，而反[5]手足厥逆[6]，脈沉細而微者，死也。病若大腹[7]而泄者，脈當微細而澀，反緊大而滑者，死也。

【校注】

[1] 诊：《脉经》作“设”，可从。

[2] 强：《脉经》作“弦”，可从。

[3] 心下牢：指心下胃脘处按之坚硬。《广雅·释诂》："牢，固也。"

[4] 衄衄：衄，鼻孔堵塞；衄，鼻孔出血。

[5] 反：原脱，据《难经本义》补。

[6] 手足厥逆：指手足冰冷的症状。

[7] 大腹：指腹部胀满。

【提要】

论述了脉症的互参判断疾病预后。

【译文】

十七难问：医经中说，人患病后，有的死亡、有的不治自愈、有的迁延不愈，患者的死生及预后可以通过诊脉来判断吗？

答：都能通过诊脉的方法测知。如果患者闭目不欲见人，脉象应是弦急而长，若反见浮短而涩的肺脉，这是预后不良的表现。如果患者睁大眼睛、口渴、心下部位按之坚硬，脉当紧实而数，若反见沉濡而微弱之脉，这是预后不良的表现。如果患者吐血，且又鼻塞、鼻衄，脉当沉细，若反见浮大而坚牢的脉象，这是预后不良的表现。如果患者谵语、身热，则当见洪大的脉象，若反见手足逆冷、脉沉细而微，这是预后不良的表现。如果患者腹部胀满泄泻，脉当微细而涩，若反见紧大而滑的脉象，这是预后不良的表现。

【释义】

脉证互参判断疾病预后　本难认为脉证相符，则病情单纯，其预后良好；如脉证相反或脉证相克，脉证不符，则多难治，其预后多不良。明代医家熊宗立在《勿听子八十一难经俗解》对于脉证是否相符，也有精辟的阐述，云："闭目，肝家病，不见强急而长肝之脉，而反得浮短而涩之肺脉，是肺金克肝木也。开目而渴，心下坚者是心家病。不见紧实而数之心病之脉，而反得沉濡而微，是肾脉，肾水克心火，谓阳病见阴脉者死。衄衄，鼻出血也，吐血衄衄，此失血而虚，脉当沉细而涩，与病相应，今反得浮大而牢之实脉，是病与脉相违。谵言，呢喃也；妄语，狂言错乱也，热乘于心，主谵言妄语，身当有热，脉当洪大方为相应，今反手足逆冷，脉沉细而微，是病与脉相反也。腹大而泄者，湿气乘于脾，故脉当微细而涩，是为相应，反得紧大而滑者，肝木克脾土也。凡此五者，病不应脉，脉不应病，病脉相反，皆死必也。”

如肝病，患者闭目不欲见人，脉象应是弦急而长，是肝病见肝脉，为预后良好；若反见浮短而涩的肺脉，为金克木，便是预后不良。患者开目而渴，心下部位按之坚硬，脉当紧实而数，为阳实证见阳脉，为预后良好；如反见沉濡而微弱之脉，是阳证见阴脉，便是预后不良。患者吐血，且又鼻塞、鼻衄，见脉沉细，是虚证见虚脉，为预后良好；如见浮大而牢的脉象，是虚证见实脉，便是预后不良。患者谵语、身热，见洪大的脉象，是阳证见阳脉，为预后良好；若反见手足逆冷、脉沉细而微，是阳证见阴脉，便是预后不良。患者腹部胀满泄泻，脉当微细而涩，是虚寒证见阴脉、虚脉，为预后良好；若反见紧大而滑的脉象，是寒证见阳脉、实脉，便是预后不良。

【结语】

本难论述了脉证相应为顺证，脉证相反、脉证不符，则预后不良，强调了脉证互参判断疾病预后的重要性。

十八难

【原文】

十八難曰：脈有三部，部有四經[1]，手有太陰、陽明，足有太陽、少陰，為上下部[2]，何謂也？

然：手太陰、陽明金也，足少陰、太陽水也，金生水，水流下行而不能上，故在下部也。足厥陰、少陽木也，生手太陽、少陰火，火炎上行而不能下，故為上部。手心主、少陽火，生足太陰、陽明土，土主中宮，故在中部也。此皆五行子母更相生養者也。

脈有三部九候，各何所主之？

然：三部者，寸、關、尺也。九候者，浮、中、沉也。上部法天，主胸以上至頭之有疾也；中部法人，主膈以下至齊之有疾也；下部法地，主齊以下至足之有疾也。審而刺之者也。

人病有沉滯久積聚[3]，可切脈而知之耶？

然：診在右脇有積氣[4]，得肺脈結[5]，脈結甚則積甚，結微則氣微。

診不得肺脈，而右脇有積氣者，何也？

然：肺脈雖不見[6]，右手脈當沉伏。

其外痼疾[7]同法耶？將異也？

然：結者，脈來去時一止，無常數，名曰結也。伏者，脈行筋下也。浮者，脈在肉上行也。左右表裏，法皆如此。

假令脈結伏者，内無積聚；脈浮結者，外無痼疾；有積聚脈不結伏，有痼疾脈不浮結。為脈不應病，病不應脈，是為死病也。

【校注】

[1] 部有四经：十二经分属于左右寸关尺，每部左右合为四经，故云部有四经。滑寿注："四经者，寸关尺两两相比，则每部各有四经矣。"

[2] 上下部：指寸部和尺部。滑寿注："肺居右寸，肾居左尺，循环相资，肺高肾下，母子相望也。经云：脏真高于肺，脏真下于肾是也。"

[3] 沉滞久积聚：即沉滞日久的积聚。积聚，因正气亏虚，脏腑失和，气滞、血瘀、痰浊蕴结于腹，导致以腹内结块，或胀或痛为主要表现的疾病。

[4] 积气：积聚之气。

[5] 结：指结脉。主阴盛气结，寒痰血瘀，癥瘕积聚，其脉象特点是脉来缓而时一止，止无定数。《脉经》云："结脉往来缓，时一止复来。"

[6] 肺脉虽不见：指肺部脉虽然未出现结脉。滑寿注："肺脉虽不见结，右手脉当见沉伏。沉伏亦积聚脉，右手所以候里也。"

[7] 痼疾：指经久不愈比较顽固的疾病。

【提要】

论述了脉有三部、部有四经，以及三部九候诊法。

【译文】

十八难问：寸口脉有寸、关、尺三部。每部脉各主四经，如手太阴肺经、手阳明大肠经和足太阳膀胱经、足少阴肾经，分别主右寸部和左尺部。为什么有这样配属呢？

答：手太阴肺经和手阳明大肠经属金，足太阳膀胱经和足少阴肾经属水，金能生水，水的流势向下而不能向上，所以属水的肾经与膀胱经配于在下的左尺部；足厥阴肝经和足少阳胆经属木，木能生火，火性炎上而不能下行，所以属火的手少阴心经与手太阳小肠经在寸口脉上配于在上的左寸部；手厥阴心包经、手少阳三焦经属火，能生属土的足太阴脾经和足阳明胃经，土的方位在中央，所以在寸口脉上配于右关部。上述均体现了五行母子相生规律。

脉诊中有三部九候的方法，各部主管哪些疾病呢？

答：所谓三部，指寸、关、尺；所谓九候，指浮取、中取、沉取三候。寸部在上，取法于天，能诊察胸部以上至头部的病变；关部在中，取法于人，能诊察胸膈以下至脐之间的病变；尺部在下，取法于地，能诊察脐部以下至足之间的病变。临证时，应该先运用三部九候诊脉方法确定疾病的部位，然后再进行针刺治疗。

如果人患有沉滞日久的积聚，能够通过切脉诊断出来吗？

答：如果发现右侧的胸胁部有积聚之气，肺脉部位应出现结脉，脉的结象越明显则说明积聚就越重，结象不明显则表示积聚也轻微。

有时肺脉部位没有出现结脉，但右侧的胸胁部有积聚，这是为什么呢？

答：右寸肺脉部位虽然没有出现结脉，但右手部位脉象一定是沉伏的。

如果人患有经久不愈的痼疾，是否可用同样的方法诊断？还是用其他方法诊断？

答：所谓结脉，是指脉来缓而时一止，止无定数。所谓伏脉，是指脉气行于筋层之下。所谓浮脉，是指脉气行于肌肉的浅表层。内外左右积聚、痼疾的诊断，皆可依据此等脉象来判断，如果脉伏结而内无积聚，脉浮结而外无痼疾，内有积聚而脉不结伏，外有痼疾而脉不浮结，则属于脉象与症状不符，或症状与脉象不符，均为难治的死证。

【释义】

1. **寸口脉的三部九候诊法** 本难三部九候诊法中，三部是指寸、关、尺三部，九候是指寸、关、尺脉的浮取、中取、沉取，共三部九候。其中，三部各主人体上部、中部、下部。上部，即寸部法天，主胸以上至头之疾，主上焦之病；中部，即关部法人，主膈以下至脐之疾，主中焦之病；下部，即尺部法地，主脐以下至足之疾，主下焦之病。

三部九候诊法，最早见于《素问·三部九候论》，指出："有下部，有中部，有上部，部各有三候，三候者，有天有地有人也，必指而导之，乃以为真。上部天，两额之动脉；上部地，两颊之动脉；上部人，耳前之动脉；中部天，手太阴也；中部地，手阳明也；中部人，手少阴也；下部天，足厥阴也；下部地，足少阴也；下部人，足太阴也。故下部之天以候肝，地以候肾，人以候脾胃之气。"可见，《内经》三部九候诊法是将人体分为上、中、下三部，每部又分为天、地、人三候，合之三部九候的诊法。《难经》三部九候诊是指寸口的寸、关、尺三部的浮中沉取，共九候，较《内经》三部九候更为便捷，此为《难经》对脉诊的贡献之一。

2. **寸关尺分候五脏六腑** 寸、关、尺三部所主的脏腑经脉，依据五行的特点及五行的相生规律有一定的分布部位，手太阴肺经和手阳明大肠经属金，足太阳膀胱经和足少阴肾经属水，金能生水，水的流势向下而不能向上，所以属水的肾经与膀胱经配于在下的左尺部，而属金的手太阴肺经和手阳明大肠经在右寸部。足厥阴肝经和足少阳胆经属木，木能生火，火性炎上而不能下行，所以属火的手少阴心经与手太阳小肠经在寸口脉上配于在上的左寸部，而属木的足厥阴肝经和足少阳胆经在于右关部。手厥阴心包、手少阳三焦经属火，能生属土的足太阴脾经和足阳明胃经，土的方位在中央，所以在寸口脉上配于右关部，而手厥阴心包、手少阳三焦经在右尺部，如表 4、图 2。

表 4　寸关尺三部所主经脉表

三部	左手			右手
寸	手少阴心 手太阳小肠	火	金	手太阴肺 手阳明大肠
关	足厥阴肝 足少阳胆	木	土	足太阴脾 足阳明胃
尺	足少阴肾 足太阳膀胱	水	火	手厥阴心包 手少阳三焦

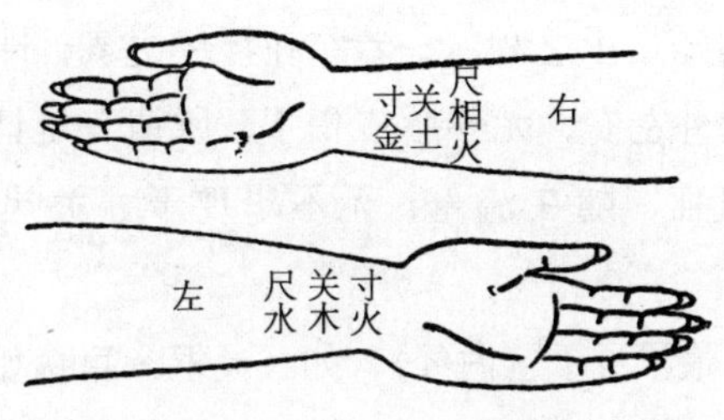

图 2　五行子母相生图

《素问·脉要精微论》提出了尺肤诊的脏腑分候，《难经》将五脏六腑病证的分候浓缩于寸口脉法中。历代医家在《难经》的基础上，对于寸关尺分候五脏六腑有进一步的阐述，其划分方法略有不同，详见表 5。

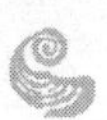

表 5　寸口脏腑分配比较表

医家	左手						右手					
	寸		关		尺		寸		关		尺	
王叔和	心	小肠	肝	胆	肾	膀胱	肺	大肠	脾	胃	肾	膀胱
孙思邈	心		肝		肾		肺		脾		肾	
李中梓	心	膻中	肝	胆	肾	小肠 膀胱	肺	膻中	脾	胃	肾	大肠
张介宾	心	心包	肝	胆	肾	膀胱 大肠	肺	膻中	脾	胃	肾	小肠 三焦 命门
李时珍	心	膻中	肝	胆	肾	小肠	肺	膻中	脾	胃	肾	大肠

3. **内积聚、外痼疾的脉证相应关系**　本难对积聚、痼疾进行了脉象鉴别，认为两者都是经久不愈之病，气滞血瘀，故都见结脉。但是，痼疾在外，其脉象特点是浮结。积聚在内，其脉象特点是结伏。张山雷对此颇有体会，认为："内之积聚，外之痼疾，皆久留不去之病。病既久留，则脉道周流自当结涩而不能滑爽，但诊得其脉，若结在沉候之里，即知是里之积气；若结在浮候之表，即知是在外之痼疾，内外左右，无不脉应指下，所谓有是证，必有是脉，一身气血，随在流露，无不毕现于寸关尺三部九候之中。"

积聚，最早见于《内经》，如《灵枢·百病始生》详细论述了积证的病因病机及症状表现，《素问·平人气象论》也指出"结而横，有积矣"，是对积证脉象的记载。《难经》认为，无论积聚还是痼疾，如果出现脉证不符之情况，其预后多不良。

4. **结脉的脉象特点**　本难指出"结者，脉来去时一止，无常数，名曰结也"。《脉经》则进一步指出结脉为"结脉往来缓，时一止复来”。中医学认为结脉的脉象特点应是脉来缓而时一止，止无定数。现代中医临床认为该脉多见于阴盛气结、寒痰血瘀，亦可见于气血虚衰，如阴寒盛则脉气凝滞，故脉率缓慢；气结、痰凝、血瘀等积滞不散，导致心阳被抑，脉气不畅，故脉结而有力；若久病气血虚弱，心气虚、心阳虚衰，脉气不续，则见脉结而无力。

【结语】

本难论述了寸口脉的三部九候诊法、寸关尺分候五脏六腑、内积聚、外痼疾的脉证相应关系，以及结脉的脉象特点。

【医案】

曾医优生雷大壮，赋性端方，为人诚厚，素患遗精，缘因先天不足，中气大虚，虽自调养，究之治未得法。丙戌之秋，病卧床褥，脱证已具，举室仓惶，乃弟求诊。按之六脉沉微，右寸脉大而空，左尺迟细而芤。察其色，询其状，肾气涣散，屁无休息，尤兼下利，不能收固，心慌之极，自知其不可为矣。余哂曰：不妨，观子面白唇红，声音清亮，目精尚慧，生气勃勃，雷氏尚有福庇也，纵病虽重，吾药可解，子何忧哉？乃与黄芪、白术大补中气，砂仁、半夏醒脾崇土，胡巴、故纸收固肾气，怀山、芡实、莲子兜塞大肠涩以固脱。大剂多服，使精生神足，肾气收藏，元气自复。兼服龟鹿地黄丸加牛膝、虎胶状水生津，强筋壮骨，如法条例，果愈月而安。（清·齐秉慧《齐氏医案》）

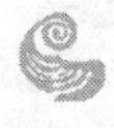

十九难

【原文】

十九難曰：經言，脈有逆順[1]，男女有常[2]。而反者，何謂也？

然：男子生於寅，寅為木，陽也。女子生於申，申為金，陰也。故男脈在關上，女脈在關下。是以男子尺脈恒弱，女子尺脈恒盛[3]，是其常也。反者，男得女脈，女得男脈也。

其為病何如？

然：男得女脈為不足，病在內。左得之，病則在左；右得之，病則在右。隨脈言之也。女得男脈為太過，病在四肢。左得之，病則在左；右得之，病則在右。隨脈言之，此之谓也。

【校注】

[1] 脉有逆顺：指脉象是否符合男性和女性常脉，符合则为顺，不符合则为逆。加藤宗博注："脉有逆顺，以男女有阴阳之别也，而合常者为顺，反常者为逆。"

[2] 男女有常：指男女在脉象各有其常脉。

[3] 男子尺脉恒弱，女子尺脉恒盛：滑寿注："男脉在关上，女脉在关下。男子尺脉恒弱，女子尺脉恒盛，此男女之别也。"

【提要】

论述了男女常脉的脉象特征，以及男女脉象反常的病位。

【译文】

十九难问：依据医经所言，脉象有逆有顺，男女在脉象上各有一定的常脉，如果出现相反的脉象，这是为什么呢？

答：男子生于寅，寅在五行中属木，为阳；女子生于申，申在五行中属金，为阴。所以诊察男性脉多在寸部，诊察女性脉多在尺部。男性的尺脉恒弱，女性的尺脉恒盛，这是男女的常脉。所谓相反的脉象是男性出现尺脉盛的女脉，或女性出现尺脉弱的男脉。

出现相反脉象是发生了怎样的疾病呢？

答：男性出现寸弱尺盛的女脉，为不足的虚证，病在内部，在左手诊得寸弱尺盛的脉为病在左侧，右侧诊得寸弱尺盛的脉象则病在右侧；女性出现寸盛尺弱的男脉，为太过的实证，其病在四肢，左侧诊得寸盛尺弱的脉象为病在左侧，右侧诊得寸盛尺弱脉象为病在右侧，即根据脉象来确定病变的部位，这就是男女相反脉象的疾病情况。

【释义】

1. *男女常脉的特征* 男女有别，因此，其寸、关、尺三部的脉象表现也有区别。男性体质相对阳气旺盛，其脉象特征是寸脉旺盛而尺脉相对薄弱；女性体质相对阴血充盛，其脉象特点是尺脉旺盛而寸脉较弱。现代中医临床也认为人的脉象受性别因素的影响，男女性别不同，体质亦有差异，而脉象随之各异，一般女性脉势较男性弱，至数较快，脉形较细小。

2. *男女反常脉象的病位* 男性出现寸弱尺盛的女脉，为阳气不足，病在内部；女性出现寸盛尺弱的男脉，为阳盛有余，病在四肢。即根据脉象来判断疾病的所在，这就是男女反常脉象的发病情况。正如虞庶所说："寸口为阳，男以阳用事，今见阴脉，反于天常，故病发于内；女以阴用事，今寸口却见阳脉。亦是反于天常，故病在四肢，《素问》曰：四肢为诸阳之本也。"临床上应根据性别特点仔细辨别脉象，有利于临床治疗各种疾病。

关于"男子生于寅""女子生于申"，滑寿注："此推本生物之初，而言男女阴阳也。纪氏曰：生物之初，其原皆始于子。子者，万物之所始也。自子推之，男左旋三十而至于巳，女子右旋二十而至巳，是男女婚嫁之数也。自巳而怀娠，男左旋十月而生于寅，寅为木，阳也；女右旋十月而生于申，申为金，阴也。"意思是由于男女性别、阴阳不同，男女脉象不同亦属于常理。"男子生于寅，女子生于申"，是古人的论证方法，不可拘泥于此。

【结语】

本难论述了男女性别不同，其阴阳盛衰有所区别，因此，其脉象具有不同的特点。阐明了当男女脉象相反时的所主病位。

【医案】

曾治方人贤，其家巨富，为人孝友，已单传三代矣。惜幼斫丧，本实先拔，艰于子嗣，已成虚劳，屡医不效。形体尪羸，双目昏暗，羞光怕日，阳事不举，来寓诊治。诊毕谓曰：《经》曰：男子寸强而尺弱，女子寸弱而尺强。今贵脉寸强尺弱，阴阳相反矣，宜补中益气汤加白菊、茯苓以滋化源，继服四神丸加鹿茸壮水明目、填补精血，多服自效。观子行止端方，语言温柔，且肯方便广施，自必螽斯衍庆。彼

曰：先生妙论，弟幸甚闻，敢不惟命是听？贱躯如愈，奕祀感德矣。（清·齐秉慧《齐氏医案》）

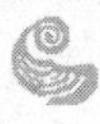

二十难

【原文】

二十難曰：經言，脈有伏匿[1]。伏匿於何藏而言伏匿耶？

然：謂陰陽更相乘、更相伏[2]也。脈居陰部而反陽脈見者，為陽乘陰也，脉雖[3]時沉濇而短，此謂陽中伏陰也；脈居陽部而反陰脈見者，為陰乘陽也，脉雖[4]時浮滑而長，此謂陰中伏陽也。重陽[5]者狂，重陰[6]者癲。脱陽[7]者見鬼，脱陰[7]者目盲。

【校注】

[1] 伏匿：指脉出现隐伏藏匿之象。叶霖注："伏匿者，谓不见于本位，反藏于他部而见脉也。"伏，隐；匿，藏。

[2] 阴阳更相乘、更相伏：指阳脉乘袭于阴部，阴脉乘袭于阳部，阴阳互相承袭；阴脉中隐伏着阳脉，阳脉中隐伏着阴脉，阴阳互相隐伏。

[3] 脉虽：《千金翼方》作"虽阳脉"，可从。

[4] 脉虽：《千金翼方》作"虽阴脉"，可从。

[5] 重阳：指寸部见阳脉，或寸、尺部均见阳脉。

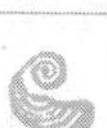

[6] 重阴：指尺部见阴脉。或寸、尺部均见阴脉。

[7] 脱阳、脱阴：阳气竭绝而寸脉脱绝，沉微欲绝，是谓脱阳；阴精衰绝，尺脉浮散无根，是谓脱阴。加藤宗博注："脱阳者，阳部脉脱；脱阴者，阴部脉脱。"

【提要】

论述了脉象的阴阳伏匿。

【译文】

二十难问：医经上说，脉象出现隐伏藏匿的情况，隐伏藏匿在哪一脏才能称之为伏匿？

答：此指阳脉乘袭于阴部，阴脉乘袭于阳部，阴阳互相承袭，或阴脉中隐伏着阳脉，阳脉中隐伏着阴脉，这就是阴阳互相隐伏的情况。在属阴的尺部应见阴脉，反而见阳脉者，是阳脉乘袭于阴部，若阳脉中时时夹有沉涩而短属阴的脉象，这是阳脉中伏匿着阴脉。在属阳的寸部应见阳脉，反而出现阴脉者，是阴脉乘袭阳脉的部位，若阴脉中，时夹有浮滑而长属阳的脉象，这是阴脉中伏匿着阳脉。寸部见阳脉，或寸、尺部都出现阳脉，为阳热盛实，称为重阳，可发生狂证。尺部见阴脉，或寸部和尺部都出现阴脉，为阴气盛实，称为重阴，可发生癫证。阳气竭绝而寸脉脱绝，是谓脱阳，脱阳可出现幻觉；阴精衰绝，尺脉浮散无根，是谓脱阴，脱阴可出现双目失明。

【释义】

1. **阴阳相乘、相伏之脉**　本难指出在属阴的尺部出现浮滑而长的阳脉，是阳脉乘袭于阴部；在属阳的寸部出现沉涩而短的阴脉，是阴脉乘袭于阳部，属于阴阳相乘之脉。若阳脉中时夹有沉涩而短属阴的脉象，是阳脉中伏匿着阴脉；若阴脉中时夹有浮滑而长属阳的脉象，是阴脉中伏匿着阳脉，属于阴阳相伏之脉。原文所述阴阳相乘、相伏之脉，说明疾病的发生发展是一个复杂的过程，疾病在正邪斗争的过程中不断发展变化，疾病的性质也可随之而发生变化。

2. 重阴脉和重阳脉　本难指出属阳的寸部出现阳脉，或寸、尺部均出现阳脉，为阳热盛实，称为重阳，可发生精神错乱、肢体躁动的狂证；属阴的尺部，或寸、尺部都出现阴脉，为阴气盛实，称为重阴，可发生癫证。

癫与狂的区别：癫证，病性属阴，主静，主抑郁，多为虚证；狂证，病性属阳，主动，主兴奋，多为实证。临床上，或癫或狂可单独出现，也可时癫时狂交替出现，还可癫狂并现。叶霖注："重阳重阴，言不止伏匿，而阴皆变为阳，阳皆变为阴也。狂者，阳疾，癫者，阴疾，重阳者狂，木火之阳旺也。重阴者癫，金水之阴旺也。心主喜，肝主怒，狂者木火有余，故多喜怒。肾主恐，肺主悲，癫者金水有余，故多悲恐。"与《难经·五十九难》相较，此文中的癫，并非表情淡漠、神识痴呆、喃喃自语的癫证，而是指现代临床的痫证而言，如宋代虞庶言："尺中曰阴，而尺脉重见阴，故曰重阴。其为病也，名曰癫疾。谓僵仆于地，闭目不醒；阴极阳复，良久却醒，故曰癫也。"《难经·五十九难》云："狂疾之始发，少卧而不饥，自高贤也，自辨智也，自倨贵也，妄笑好歌乐，妄行不休是也。癫疾始发，意不乐，僵仆直视，其脉三部阴阳俱盛是也。"

《难经》所述癫疾，是今之痫证。本难关于癫狂的认识，滑寿认为："此五十九难之文，错简在此。"本难先从阴阳相乘、相伏之脉论述阴阳之间相互影响；继而论述重阳、重阴脉，说明阳盛、阴盛之极的脉；最后论述脱阳、脱阴脉，说明阳衰之极、阴衰之极的脉，详述了阴阳盛衰时的各种脉象特点。因此，文中"重阳者狂，重阴者癫；脱阳者见鬼，脱

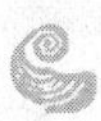

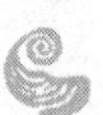

阴者目盲”，并非滑寿所述“此五十九难之文，错简在此”。

3. 脱阳脉和脱阴脉　阳气竭绝而寸脉脱绝，沉微欲绝，是谓脱阳，可出现幻觉；阴精衰绝，尺脉浮散无根，是谓脱阴，可出现双目失明。叶霖注：“脱阳者，阴狂，鬼，阴类也，故见之。脱阴者，肝开窍于木，肝藏血，血舍魂，魂化神，魂神升发而生光明，上开双窍，则为两目。阴者阳之宅也，阴脱宅倾，神魂散亡，是以目盲，名虽阴脱，而实脱阴中之阳气也。”

【结语】

本难运用阴阳理论阐述了阴阳相乘、相伏之脉，以及重阳、重阴、脱阳、脱阴等多种脉象变化及其所主病证，对临床具有指导意义。

【医案】

王，因郁发狂，笑詈善怒，面红目赤，脉洪大。此阳气暴折，因怒触发，木火失制，热痰上乘心包，病名阳厥。用生铁落饮去艽、防，加山栀、连翘、羚羊角、竹沥、石菖蒲、丹皮，数剂而狂定。（清·林珮琴《类证治裁·癫狂》）。

二十一难

【原文】

二十一難曰：經言，人形病脈不病曰生[1]，脈病形不病曰死[2]。何謂也？

然：人形病脈不病，非有不病者也[3]，謂息數不應脈數[4]也。此大法。

【校注】

[1] 形病脉不病曰生：指已出现病变及症状，但脉象并无异常。说明邪气浅，尚未扰乱气血，故预后佳。

[2] 脉病形不病曰死：指脉象已显现出异常，但尚未出现相应的形体症状。说明邪气已盛，伏而未发，气血已乱，故预后不佳。

[3] 非有不病者也：疑衍，《难经汇注笺证》云："'非有不病者也'以下十七字，义不可通，此必传写有误，显然易知。"可从。

[4] 息数不应脉数：患者的呼吸与脉搏次数不相符合。

【提要】

论述形病与脉病。

【译文】

二十一难问：医经上说，人的形体出现病变及症状，但脉象没有明显的异常，则预后良好；相反，如果脉象有明显的异常，躯体没有出现明显的病痛及症状，则预后不良，这是为什么呢？

答：人的形体虽然出现病变及症状，但是脉象确是正常的，这并非没有疾病，而是说明呼吸与脉搏的至数不相符合，这是诊断疾病的重要方法。

【释义】

本难阐述了形体病证与脉象变化关系及预后 文中指出人的形体出现病变及症状，但脉象没有明显异常，说明邪气伤人尚浅，不能扰乱气血，故其预后良好；相反，如果脉象

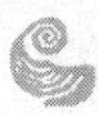

有明显异常，躯体没有明显的病痛及症状，则邪气已深，伏而未发，血气先乱，则预后不良。“形病脉不病”“脉病形不病”的情况，在中医诊断学中属于脉证不符。脉证不符，是疾病在特殊情况下的表现。在辨证用药时，就存在着或舍脉从证或舍证从脉的主次从舍问题。《内经》中对此也有阐述，《素问·方盛衰论》云：“形气有余，脉气不足，死。脉气有余，形气不足，生”。《伤寒论》亦云：“脉病人不病，名曰行尸，以无主气，卒眩仆不识人事者，短命则死。人病脉不病，名曰内虚，以无谷气，虽困无苦。”均指出了舍证从脉的辨证意义，说明了运用诊脉判断预后及诊治疾病的重要性。

【结语】

本难以“形病脉不病曰生”“脉病形不病曰死”说明形体病证与脉象变化的关系及预后，指出了脉证合参以及呼吸与脉搏相应在临床诊病中的重要意义。

《难经》的脉学理论继承和发展了《内经》脉学理论，主要记载在《难经·一难》至《难经·二十一难》，现归纳《难经》脉学理论如下。

一是明确提出了诊脉“独取寸口”。《内经》脉诊主要以三部九候法和人迎寸口脉诊为主，如《素问·六节藏象论》云“寸口一盛，病在厥阴”。《难经》是在《内经》的基础上，强调独取寸口作为诊脉的主要手段，并发展完善了这一手段的具体操作方法，强调了“独取寸口”的意义，如《难经·一难》云：“然寸口者，脉之大会，手太阴之脉动也。”“寸口者，五藏六府之所终始，故法取于寸口也。”对后世寸口脉诊的应用与发展有着重要影响，成为中医临床诊脉的基本方法。

二是确立寸口脉的三部九候。三部九候始见于《素问·

三部九候论》,《难经》将三部九候应用于寸口诊脉，所述三部是指寸、关、尺三部，三部各主人体上部、中部、下部，九候则指浮取、中取、沉取。三部的定位则在《二难》中指出“从关至尺，是尺内，阴之所治也”；浮、中、沉三部指力轻重则在《三难》中指出“初持脉如三菽之重，与皮毛相得者肺部也……故曰轻重也”。

三是寸关尺三部与脏腑经脉相和。《难经》提出“脉有三部，部有四经”，确定了十二脏腑在寸、关、尺三部的部位，并在《十八难》应用五行相论对脏腑的部位进行排列。《难经》认为寸、关、尺三部中，尺部是脏腑脉气的根本，如《难经·十四难》的“人之有尺，譬如树之有根”，发展了中医脉学理论。

四是以阴阳为纲论述二十二种脉象。《难经》中阐述了浮、沉、大、散、长、短、滑、涩、牢、濡、洪、紧、细、微、数、迟、缓、弦、伏、疾、实、结等二十二种脉象及解索、弹石、雀啄、屋漏等十怪脉。《难经》对脉象的论述始终以阴阳为纲，此为后世从脉象阴阳判断主病具有重要意义。

二十二难

【原文】

二十二難曰：經[1]言脈[2]有是動，有所生病。一脈輒變為二病者[3]，何也？

然：經言是動者，氣也；所生病者，血也。邪在氣，氣為是動；邪在血，血為所生病。氣主呴之[4]，血主濡之[5]。氣留而不行者，為氣先病也；血壅[6]而不濡者，為血後病也。故先為是動，後所生病也。

【校注】

[1] 经：此指《灵枢·经脉》。

[2] 脉：指手足阴阳十二经脉。滑寿注："此脉字，非尺寸之脉，乃十二经隧之脉也。"

[3] 一脉辄变为二病者：指"是动病"和"所生病"。

[4] 气主呴（xù 旭）之：气有温煦的作用。滑寿注："呴，煦也，气主呴之，谓气煦嘘往来，熏蒸于皮肤分肉也。"

[5] 血主濡之：血能滋养濡润人体。叶霖注："血主濡之，谓血濡润筋骨，滑利关节，荣养藏腑也。"

[6] 血壅：此指血瘀。壅，凝聚。

【提要】

论述了经脉"是动""所生病"。

【译文】

二十二难问：医经上说，十二经脉各有"是动"及"所生病"。一条经脉出现两类病证，这是为什么呢？

答：医经上说的"是动者"，是气病；"所生病者"，是血病。即邪在气分，而致气的病变，是"是动病"；邪在血分，而致血的病变，是"所生病"。气主温煦推动，血主滋养濡润身体。气运行不畅，则先出现气病，而后血瘀壅塞，失于濡养，便发生血的病证。所以，先发生"是动"病，后发生"所生"病。

【释义】

1. **“是动”“所生病”的含义** 本难指出“是动”病，是气的病证；“所生病”，是血的病证。即“是动”是邪入气分而致气的升降出入失常，失于温煦推动，出现气虚、气滞、气陷、气乱等气的病证；“所生病”是邪入血分而致，血壅而不能濡养身体而出现血瘀等血证。气行不畅的“是动病”，如气虚、气滞等日久易致血壅而不濡的“所生病”，因而原文说：“故先为是动，后所生也。”

“是动”“所生病”最早记载于《灵枢·经脉》，指出了经脉病候包括“是动病”与“是主（某）所生病”，详细论述了“是动”及“所生病”的主要症状。本难是对《内经》“是动病”“所生病”的最早解释，此后，后世医家对“是动”“所生病”含义的区别，有以内外病因区分的，有以脏腑与经络区分的，有以本经与他经区分的，有以外感与内伤区分的。

2. **气主呴（煦）之，血主濡之** 本难高度概括了气与血的作用，即气的作用是主温煦推动，依赖气的温煦作用而人的体温维持恒定，体内的脏腑、经络、组织等发挥其作用，血亦依赖气的温煦而循环运行，如气的温煦作用失常则畏寒肢冷，体内血和津液的运行亦变迟缓；如气的运行迟缓则见气郁而化热。血的作用是滋养濡润身体，血在体内流行不止，环周不休，不断滋养濡润全身的脏腑组织，以维持正常的作用，如“肝受血而能视，足受血而能步，掌受血而能握，指受血而能摄”。此外，面色的红润、肌肉的丰满、皮肤毛发的润泽等都与血的濡养作用密切相关。因此，如果血的生成不足，或者过度的消耗，则易见眩晕、面色无华和毛发干燥、易落等临床症状。本难内容完善了中医学对气血的认识，对理解气血作用及诊治气血失常导致的病证具有

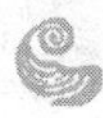

启发。

【结语】

本难首先阐释了《内经》中“是动”“所生病”的含义，并创造性地提出“是动”病，是气的病证；“所生病”，是血的病证。提出了“气主呴（煦）之，血主濡之”的著名观点，高度概括了气与血的作用。

【医案】

妇人积年血症，由寒温失节，脾胃虚弱，月经不通，相结盘牢，久则腹胁苦痛。盖其症多兼七情亏损，五脏气血乖违而致。气主煦之，血主濡之，脾统血，肝藏血。故郁结伤脾，恚怒伤肝者多患之。腹胁作痛，正属肝脾二经症也。治法宜固元气为主，而佐以攻伐之剂。当以岁月求之。若欲速效，投以峻剂，反致有误。（清·柳宝诒《柳选四家医案》）

二十三难

【原文】

二十三難曰：手足三陰三陽，脈之度數[1]，可曉以不[2]？

然：手三陽之脈，從手至頭，長五尺，五六合三丈。手三陰之脈，從手至胸中，長三尺五寸，三六一丈八尺，五六三尺，合二丈一尺。足三陽之脈，從足至頭，長八尺，六八四丈八尺。足三陰之脈，從足至胸，長六尺五寸，六六三丈六尺，五六三尺，合三丈九尺。人兩足蹻脈，從足至目，長七尺五寸，二七一丈四尺，二五一尺，合一丈五尺。督脈、任脈，各長四尺五寸，二四八尺，二五一尺，合九尺。凡脈長一十六丈二尺，此所謂十二經脈長短之數也。

經脈十二，絡脈十五[3]，何始何窮[4]也？

然：經脈者，行血氣，通陰陽，以榮於身者也。其始從中焦，注手太陰、陽明；陽明注足陽明、太陰；太陰注手少陰、太陽；太陽注足太陽、少陰；少陰注手心主、少陽；少陽注足少陽、厥陰；厥陰復還注手太陰。别絡十五，皆因其原[5]，如環無端，轉相灌溉，朝於寸口、人迎，以處百病，而决死生也。

經[6]曰：明知終始，陰陽定矣。何謂也？

然：終始[7]者，脈之紀也。寸口、人迎，陰陽之氣，通於朝使[8]，如環無端，故曰始也。終者，三陰三陽之脈絶，絶則死。死各有形，故曰終也。

【校注】

[1] 脉之度数：指经脉长度的尺寸（同身寸）数。

[2] 不：音“否”，疑问助词。

[3] 络脉十五：十二经各有一络脉，加上阳蹻、阴蹻、脾之大络，共十五络脉。《难经·二十六难》云：“有阳络，有阴络，有脾之大络。阳络者，阳蹻之络也。阴络者，阴蹻之络也。故络有十五焉。”

[4] 穷：终也。

[5] 别络十五，皆因其原：十五别络的气血与经脉同出一源。

[6] 经：此指《灵枢·终始》篇。

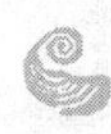

[7] 终始：指经脉循行的起止规律。

[8] 阴阳之气，通于朝使：指阴经、阳经之气会聚于寸口、人迎，如同十二经脉之气的役使。滑寿注："朝谓气血如水潮，应时而灌溉。使，谓阴阳相为用也。"朝，朝会，会聚。使，役使，此指寸口及人迎脉的搏动状况。

【提要】

论述了经脉的长度及流注次序。

【译文】

二十三难问：手足三阴经和三阳经的经脉长短尺寸，可以讲一讲吗？

答：手三阳经脉，从手量到头，各长五尺，左右共六条，故五乘以六共三丈；手三阴经脉，从手量到胸中，各长三尺五寸，左右共六条，三尺五寸乘以六共二丈一尺。足三阳经脉，从足量到头，各长八尺，左右共六条，八尺乘以六共四丈八尺；足三阴经脉，从足量到胸，各长六尺五寸，左右共六条，六尺五寸乘以六共三丈九尺。人体两足起始的蹻脉，从足量到目，长七尺五寸，左右共两条，七尺五寸乘以二共一丈五尺。督脉和任脉，各长四尺五寸，四尺五寸乘以二，共九尺。以上经脉共计十六丈二尺，这就是人体经脉的总长度。

十二经脉与十五络脉经气的循行，是从哪里开始？到哪里结束呢？

答：经脉的主要作用是行气血、通阴阳，以营养全身各脏腑组织。经气起始于中焦，首先灌注于手太阴肺经、手阳明大肠经；从手阳明大肠经流注到足阳明胃经、足太阴脾经；从足太阴脾经再流注到手少阴心经、手太阳小肠经；从手太阳小肠经再流注到足太阳膀胱经、足少阴肾经；从足少阴肾经再流注到手厥阴心包经、手少阳三焦经；从手少阳三焦经再依次流注到足少阳胆经、足厥阴肝经，然后，从足厥阴肝经再流注于手太阴肺经。十五别络与经脉的气血同出一源，它们相互连接，如环无端，使经脉贯通而使气血灌注全身，使气血朝会于寸口、人迎。所以，通过诊察人迎脉与寸口脉可以诊断疾病，又可以判断疾病的预后。

医经上说，懂得经脉循行和衰竭，就可以判定人体阴阳经脉之气情况。这句话应怎样理解呢？

答：经脉的循行和衰竭是脉诊的纲领。阴经、阳经之气会聚于寸口与人迎，如同十二经脉之气派遣的使者。十二经脉之气循环往复，如环无端，运行不息，称为“始”。所谓终，就是三阴三阳各经脉之气的衰竭，经脉之气衰竭，就是死亡。死亡时各经具有不同的征象，均是人体生机的终结，称为“终”。

【释义】

1. **经脉的总长度** 本难指出手足三阴三阳经、督脉、任脉及蹻脉的总长度为十六丈二尺。其中，手三阳之脉，每条经脉长五尺，左右六条经脉，合计三丈；手三阴之脉，每条经脉长三尺五寸，左右六条经脉，合计二丈一尺。足三阳之脉，每条经脉长八尺，左右六条经脉，合计四丈八尺；足三阴之脉，每条经脉长六尺五寸，左右六条经脉，合计三丈九尺。两蹻脉，每条经脉长七尺五寸，阴阳各一条经脉，合计一丈五尺。督脉、任脉各长四尺五寸，合计九尺，上述经脉的总长度为十六丈二尺。

掌握人身经脉的总长度，对理解气血在人体内的循行周次具有重要意义，如《灵枢·五十营》云：“人经脉上下、左右、前后二十八脉，周身十六丈二尺，以应二十八宿，漏水下百刻，以分昼夜。故人一呼，脉再动，气行三寸；一吸，脉亦再动，气行三寸。呼吸定息，气行六寸；十息，气行六尺，日行二分；二百七十息，气行十六丈二尺，气行交通于中，一周于身，下水二刻，日行二十五分；五百四十息，气行再周于身，下水四刻，日行四十分；二千七百息，气行十周于身，下水二十刻，日行五宿二十分；一万三千五百息，气行五十营于身，水下百刻，日行二十八宿，漏水皆尽，脉终矣。所谓交通者，并行一数也，故五十营备，得尽天地之寿矣，凡行八百一十丈也。”指出了人体在一昼夜呼吸一万三千五百息，气行人身五十周次。《难经·一难》亦云：“人一呼脉行三寸，一吸脉行三寸，呼吸定息，脉行六寸。人一日一夜，凡一万三千五百息，脉行五十度，周于身。”

2. **经脉的作用** 本难指出经脉的作用是“行血气，通阴阳，以荣于身者也”。即经脉具有运行人体的气血至全身，以营养五脏六腑、四肢百骸、皮毛孔窍的作用。本难所述经脉的作用与《灵枢·本藏》阐述含义基本相同。《灵枢·本藏》云：“经脉者，所以行血气而营阴阳，濡筋骨，利关节者也。”又《素问·脉要精微论》云：“脉者，血之府也。”因此，诊脉可以测知全身气血的盛衰变化。可见，《内经》和《难经》均认为经脉是气血运行的主要通道。

3. **十二经脉的流注次序** 本难指出十二经脉流注次序是手太阴肺经→手阳明大肠经→足阳明胃经→足太阴脾经→手少阴心经→手太阳小肠经→足太阳膀胱经→足少阴肾经→手厥阴心包经→手少阳三焦经→足少阳胆经→足厥阴肝经→手太阴肺经。其中，按原文所述“别络十五，皆因其原，如环无端，转相灌溉”，即十二经脉的循行还需十五络脉、奇经八脉的参与，才能将精气输送到全身各处。

4. **十二经脉始于手太阴肺经** 本难指出十二经脉的循

行始于手太阴肺经，其原因是“经脉者，行血气，通阴阳，以荣于身者也。其始从中焦，注手太阴、阳明”。因经脉具有运行血气的作用，而中焦为气血生化之源，十二经脉中唯手太阴肺经起于中焦，所以十二经脉的循行始于手太阴肺经。

5. **明知终始，阴阳定矣**　本难认为脉气的终始是脉诊的纲要，十二经脉之气循环往复，如环无端，运行不息，称为“始”，三阴三阳各经脉之气的衰竭，称为“终”。文中要求医生懂得经脉之气的正常运行与异常运行，这是诊断疾病及判断预后的根本，因而原文说“阴阳定矣”。叶霖注：“是谓欲知终始，于阴阳为能定之，盖以阴阳经取决于人迎，阳经取决于气口也。”

6. **诊人迎与气口能处百病、决死生的道理**　气口，亦称寸口。因为阴阳经脉气血相互灌注朝会于人迎、气口，如同十二经脉之气的役使，故诊人迎、寸口可诊断疾病，判断预后。人迎、气口诊脉法，首创于《内经》，并在《内经》时代已经普遍应用于临床诊断中。例如，在《灵枢·经脉》中对每一经脉病证虚实诊察均运用人迎、寸口诊法。《灵枢·经脉》中指出阴经有病时，可以与人迎脉相较进行诊断。若寸口脉比人迎脉大则主阴经有余的实证，若寸口脉比人迎脉小则主阴经不足的虚证，反之亦然。《灵枢·四时气》更简明地强调：“寸口以候阴，人迎以候阳。”由此可见，古代中医对于人体多部位的切诊有比较深入而细致的研究，并积累了较丰富的经验。

【结语】

本难论述了人体经脉的总长度及作用、十二经脉流注次序、十二经脉始于手太阴肺经的原因，以及诊人迎与气口决死生的道理，强调了脉气的终始是脉诊的纲要。

二十四难

【原文】

二十四難曰：手足三陰三陽氣已絶，何以為候？可知其吉凶不?

然：足少陰氣絶，即骨枯。少陰者，冬脈[1]也，伏行而温於骨髓。故骨髓不温，即肉不著骨；骨肉不相親，即肉濡而却[2]；肉濡而却，故齒長[3]而枯，髮無潤澤[4]；無潤澤者，骨先死。戊日篤，己日死。

足太陰氣絶，則脈不榮其口脣。口脣者，肌肉之本也。脈不榮，則肌肉不滑澤；肌肉不滑澤，則肉满[5]；肉满則脣反，脣反則肉先死。甲日篤，乙日死。

足厥陰氣絶，即筋縮引卵與舌卷。厥陰者，肝脈也。肝者，筋之合也。筋者，聚於陰器而絡於舌本，故脈不榮，則筋縮急；筋縮急，即引卵與舌；故舌卷卵縮，此筋先死。庚日篤，辛日死。

手太陰氣絶，即皮毛焦。太陰者，肺也，行氣温於皮毛者也。氣弗榮，則皮毛焦；皮毛焦，則津液去；津液去，即皮節傷[6]；皮節傷，則皮枯毛折；毛折者，則毛[7]先死。丙日篤，丁日死。

手少陰氣絶，則脈不通；脈不通，則血不流；血不流，則色澤去，故面黑如黧[8]，此血先死。壬日篤，癸日死。

三陰[9]氣俱絶者，則目眩轉、目瞑，目瞑者，為失志；

失志者，則志先死。死，即目瞑也。

六陽氣俱絶者，則陰與陽相離，陰陽相離，則腠理泄，絶汗[10]乃出，大如貫珠，轉出不流，即氣先死。旦占[11]夕死，夕占旦死。

【校注】

[1] 冬脉:《太平圣惠方》作“肾”，可参。

[2] 肉濡而却：指肌肉软弱无力而萎缩。滑寿注：“肉濡而却，谓骨肉不相着而肉濡缩也。”

[3] 齿长：指因牙龈肌肉萎缩而牙根外露，因而牙齿外露部分变长。

[4] 无润泽：原脱，据上下文补。

[5] 肉满:《灵枢·经脉》作“人中满”，可从。

[6] 皮节伤：指因津液匮乏而致的皮毛憔悴枯槁，毫毛断折。

[7] 毛：原作“气”，据《难经本义》改。

[8] 黧：原作“梨”，据《难经本义》改，指黑里泛黄的颜色。

[9] 三阴：指手足三阴经。滑寿注：“三阴，通手足经而言也。”

[10] 绝汗：又名脱汗。指病情危重、正气衰弱、阳气欲脱时，汗淋漓不止，多伴有呼吸急促，四肢厥冷，脉象微弱、时有时无等危症，是阳气将绝之象。张山雷注：“阴阳相离而腠理自泄，绝汗乃出，乃阴气绝于里。而孤阳无根，不能自摄，脱亡于外，洄溪谓阳不附于阴者，其旨如是，即所谓亡阳者是也。”

[11] 占：预测之意。

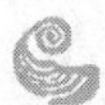

【提要】

论述了手足三阴经与三阳经气绝的证候及预后。

【译文】

二十四难问：手足三阴经与三阳经的经气已经衰竭，会出现什么证候？可以测知其预后吉凶吗？

答：足少阴经气衰竭，骨髓就会枯槁。因为足少阴经主肾应于冬，深伏运行于内而具有温养骨髓的作用，故骨髓得不到温养则肌肉不能附着于骨；肌肉与骨骼不能相合附着，就有肌肉软弱无力而萎缩的现象；如牙龈肌肉萎缩则牙根外露，使牙齿外露部分变长，且牙齿枯槁，头发也失去了光泽。发无润泽，是主骨的肾气先绝的表现。这种病逢戊日加重，逢己日死亡。

足太阴经气衰竭，则经脉之气不能营养口唇。口唇是判断肌肉荣枯变化的部位。太阴经气不能濡养则肌肉失去滑利润泽而见肿胀故人中满，肿胀则出现口唇外翻。口唇外翻是主肌肉的脾气先绝的表现。这种病逢甲日加重，逢乙日死亡。

足厥阴经气衰竭，筋就会挛缩，出现睾丸牵引上缩和舌卷。足厥阴经属于肝的经脉，肝主筋，筋聚合于外生殖器而联络于舌根。因此，足厥阴肝经气衰竭不能荣养筋就会挛缩拘急，筋挛急则牵引睾丸和舌，而见舌卷和睾丸上缩，这是主筋的肝之气先绝的表现。这种病逢庚日加重，逢辛日死亡。

手太阴经气衰竭，皮毛就会焦枯。手太阴经属于肺的经脉，它能宣发精气、温养皮毛。精气不能荣养皮毛，皮毛就会焦枯，皮毛焦枯说明皮肤失去了润泽，皮肤失去润泽，则出现皮肤焦枯、毫毛断折的表现。所以，毫毛断折就是主皮毛的肺气先绝的表现。这种病逢丙日加重，逢丁日死亡。

手少阴经气衰竭，就会出现经脉运行不通畅。经脉不通畅则血行不畅，血行不畅则皮肤色泽不润。所以，面色黧黑就是主血脉的心气先绝的表现。这种病逢壬日加重，逢癸日死亡。

三阴经的经气衰竭，就会出现眩晕、视物模糊，甚至双目闭合。双目闭合则表明人的神志已经丧失。神志丧失就是神志已死，故人死亡时眼睛就会闭合。

六阳经的经气已衰竭，则阴阳离绝。阴阳离绝则腠理开泄，汗出如珠，汗在皮肤之上不流动，则是六经气脱的征象，如在早晨出现这种情况，可以预测当晚患者就会死亡；如在傍晚出现，可以预测次日早晨患者就会死亡。

【释义】

1. 手足三阴经脉气绝的证候　本难指出手足三阴经经脉气绝的证候，主要表现在各经所属脏腑、经脉循行的部位，以及脏腑所合之体、华、窍的部位。其证候表现于每一经所合的形体官窍的作用衰竭，如足少阴经是肾脉，肾主骨生髓。肾气衰竭则骨髓失养，骨髓失养，出现齿长而枯、发无润泽的骨枯之象；足太阴经是脾脉，脾主肌肉，脾气衰竭则肌肉失养，而见唇反的脉不营其口唇之象；足厥阴是肝脉，肝主筋，筋聚于阴器而络于舌本，因此，肝气衰竭不能濡养于筋，则出现舌卷卵缩之象；手太阴是肺脉，肺主皮毛，肺气衰竭不能滋养于皮毛，则出现皮毛焦枯之象；手少阴是心脉，心主血脉，心气衰竭则血脉失于濡养，出现脉不通之象；三阴经与五脏相连，三阴经气衰竭则五脏失于濡养，其精气不能上注于目，而见目旋转、目瞑之象；六阳经气衰竭则阴阳离绝而出现绝汗之象等。掌握经脉之气绝的证候，对临床经络辨证及判断预后具有重要意义。

2. 手足三阴经脉气绝预示预后不良 本难指出足少阴气绝，则戊日笃、己日死；足太阴气绝，则甲日笃、乙日死；足厥阴气绝，则庚日笃、辛日死；手太阴气绝，则丙日笃、丁日死；手少阴气绝，则壬日笃、癸日死。这是依据五行相克理论判断的。十天干中甲乙属木，丙丁属火，戊己属土，庚辛属金，壬癸属水。例如，足少阴五行属水，日干逢属土的戊己日则土气旺盛，土克水，因此，逢戊己日肾气进一步衰竭，预后多不良。三阴经气俱绝，或六阳气俱绝，则说明体内脏腑之气竭绝，故其预后亦多不良。文中关于日干与手足三阴经脉气绝预后之间的联系，临床上有一定意义，但不可拘泥于此。

本难所述内容与《灵枢·经脉》基本相同，此外《素问·诊要经终》《灵枢·终始》亦有六经终绝证候的论述，可彼此相参互证。

【结语】

本难论述了手足三阴经脉之气绝的证候及其预后，对临床经络辨证治疗及判断预后具有重要指导意义。

【医案】

曾治邓隆太，冬月患中寒，初则四肢厥逆，耳心痛连少腹，冷厥关元，势在垂危，冒雪请诊。六脉俱伏，面青唇黑，舌卷阳缩。余曰：此正缩阳证也，阳缩属少阴，舌卷属厥阴，且耳心亦属少阴，是证乃因酒色过度而酿成耳。急用芪、术各五钱，砂、蔻各八分，干姜、附、桂各二钱，吴萸、川椒各一钱，煎服，一剂而效。再加芦巴、故纸各三钱收固肾气，四剂而安。继服八味地黄丸而元气大复。（清·齐秉慧《齐氏医案》）

二十五难

【原文】

二十五難曰：有十二經，五藏六府十一耳，其一經者，何等經也？

然：一經者，手少陰與心主[1]别脈[2]也。心主與三焦為表裏，俱有名而無形，故言經有十二也。

【校注】

[1] 心主：指心包络。杨玄操注："手少阴真心脉也。手心主，心包络脉也。"

[2] 别脉：指手厥阴心包经。

【提要】

论述了经脉有十二条的道理。

【译文】

二十五难问：经脉有十二条，而五脏六腑共十一个脏腑，余下的一经是属于哪一脏的经脉呢？

答：所余的一条经脉是手厥阴心包经，心包络与三焦相表里，都是有名而无形，因而说经脉有十二条。

【释义】

1. 经脉有十二条的道理　本难指出五脏六腑虽有十一

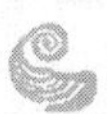

个，经脉之数却有十二，多出的一条经脉是手厥阴心包经。

2. *心主包络“有名而无形”*　本难指出心与心包虽分别有各自的经脉，但认为心包为有名而无形，如杨玄操认为“三焦有位而无形，心主有名而无脏”，因而只计经脉数不计脏腑数，也没有把心包当作独立的一脏，如徐灵胎注：“言三焦为无形，已属未当，言手心主为无形，则断无是说。心主者，即心之包络，有脂膜以卫心者也，安得无形？其所以不得谓之脏者，盖心主代心行事。本无所藏，故不以脏名也。”又丁锦注：“心主与三焦为表里，俱有名而无形。后人因无形二字，不参经义，持论纷纭，不特议越人之错谬，而并议叔和。”即认为心包络是心之外围，具有代心行令、替心受邪的作用，如《灵枢·邪客》云“故诸邪之在于心者，皆在于心之包络”，所以后世常将心包络附于心而论。

【结语】

本难主要讨论了脏腑虽有五脏六腑，而经脉却有十二条的道理，指出第十二条经脉是手厥阴心包经，手厥阴心包经与手少阳三焦经相表里。

二十六难

【原文】

二十六難曰：經有十二，絡[1]有十五，餘三絡者，是何等絡也？

然：有陽絡，有陰絡，有脾之大絡。陽絡者，陽蹻之絡也。陰絡者，陰蹻之絡也。故絡有十五焉。

【校注】

[1] 络：又称别络。别络，是从正经分出的主要支脉，大多分布于体表。

【提要】

论述了十五络脉。

【译文】

二十六难问：经脉有十二条，络脉有十五条，除了十二经脉各有一条络脉外，所余的三条络脉指的是什么络脉呢？

答：所余的三条络脉分别是阳络和阴络，以及内连脾脏的大络。所谓阳络，是指阳蹻脉的别络；所谓阴络，是指阴蹻脉的别络。因此，络脉共有十五条。

【释义】

十五络脉的组成。络脉，是经脉在循行过程中别出的支络，能贯通阴阳表里两经，起着纽带的作用，是络脉中比较主要的部分，对全身细小的络脉起着主导作用。本难指出十五络脉主要由十二经之别络及阳蹻之络、阴蹻之络及脾之大络组成。

关于十五络脉，《内经》早有阐述，如《灵枢·九针十二原》云："经脉十二，络脉十五，凡二十七气以上下。"《灵枢·经脉》也指出十五络脉是指十二经脉、任之络、督之络和脾之大络，并对于其循行及各络穴的部位、名称进行了详述。可见，本难所述十五络脉与《内经》的十五络脉略有不同。关于阳蹻之络及阴蹻之络，丁德用认为："其阳蹻经在左足外踝，络在右足外踝。其阴蹻经在右足内踝，络在左足内踝。”

十五络脉的作用主要有三方面：一是加强十二经脉中互为表里的两条经脉之间的联系；二是别络对其他络脉有统率作用，能加强人体前后侧面的统一联系；三是渗灌气血以濡养周身。

【结语】

本难论述了人体十五络脉由十二经之别络及阳蹻之络、阴蹻之络及脾之大络组成。

二十七难

【原文】

二十七難曰：脈有奇經八脈[1]者，不拘[2]於十二經，何謂也？

然：有陽維，有陰維，有陽蹻，有陰蹻，有衝，有督，有任，有帶之脈。凡此八脈者，皆不拘於經，故曰奇經八脈也。

經有十二，絡有十五，凡二十七氣，相隨上下，何獨不拘於經也？

然：聖人圖設溝渠，通利水道，以備不然[3]。天雨降下，溝渠溢滿，當此之時，雾霈[4]妄行，聖人不能復圖也。此絡脈滿溢，諸經不能復拘也。

【校注】

[1] 奇经八脉：指督脉、任脉、带脉、冲脉、阴蹻脉、阳蹻脉、阴维脉、阳维脉这八条经脉。由于此八条经脉的分布不像十二经脉那样规则，与脏腑没有直接的络属，相互之间也没有表里关系，与十二正经不同，故称“奇经”。

[2] 拘：限制。

[3] 不然：不测之意。

[4] 雱霈（pángpèi 旁佩）：形容大雨的情景。

【提要】

论述了奇经八脉的名称及作用。

【译文】

二十七难问：经脉中有奇经八脉，它们不受十二经脉的限制，这是什么道理？

答：在经络系统中，有阳维脉、有阴维脉、有阳蹻脉、有阴蹻脉、有冲脉、有督脉、有任脉、有带脉，这八条经脉不受十二经脉限制，所以称之为奇经八脉。

经脉有十二条，络脉有十五条，合计共二十七条，这些经络之气都是相互联系而运行于周身。为什么唯独奇经八脉不属于十二经系统？

答：这是因为古代圣人谋划沟渠，通利水道，以防不测，如果天降大雨，沟渠的水蓄满，此时雨势磅礴，大水泛滥，即使是圣人也没有办法了。同样人体奇经气血满溢，十二正经是不能限制它的。

【释义】

1. 奇经八脉的组成　本难明确提出在十二经脉之外，尚有八条“奇经”，分别是阳维脉、阴维脉、阳蹻脉、阴蹻脉、冲脉、督脉、任脉、带脉，统称奇经八脉。虞庶云：“奇，

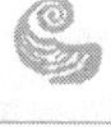

音基也；奇，斜也；奇，零也，不偶之义。谓此八脉不系正经，阴阳无表里配合，别道奇行，故曰奇经也。”

关于奇经八脉的内容最早见于《内经》，《素问·骨空论》指出了督脉、任脉的循行，病候及证治，冲脉的病候；《灵枢·逆顺肥瘦》《灵枢·动输》指出了冲脉的循行、病候及证治；《灵枢·经别》《素问·痿论》指出了带脉的循行、作用及病候；《素问·刺腰痛》指出了阴维脉、阳维脉的循行；《灵枢·脉度》指出了阴蹻脉的循行；《灵枢·寒热病》篇指出了阳蹻脉的循行，但是，《内经》并没有将此八条经脉统称为奇经八脉。

2. **奇经八脉不属于十二正经**　本难指出奇经八脉不属于十二正经范畴之内，是异于正经的经脉，云：“凡此八脉者，皆不拘于经，故曰奇经八脉也。”指出了奇经八脉与十二正经的不同点有三：一是没有手经足经的区别；二是与内在脏腑不直接发生络属关系；三是除任督二脉外，其他六脉均无独立的腧穴。

3. **奇经八脉的作用**　本难云：“圣人图设沟渠，通利水道，以备不然。天雨降下，沟渠溢满，当此之时，雾霈妄作，圣人不能复图也。”结合《难经·二十八难》的“沟渠满溢，流于深湖”，可知，《难经》运用取象比类的方法，将十二经脉比喻为沟渠、奇经比喻为深湖，明确指出奇经的作用是贮藏和调节十二经有余的气血。当十二经脉气血有余时，则流注于奇经八脉蓄以备用。当十二经脉气血不足时，可由奇经溢出，给予补充。《难经》补充了《内经》奇经八脉的理论，进一步阐明了奇经八脉是经络系统中重要的组成部分。

【结语】

本难首次提出奇经八脉之名，并说明奇经八脉不属于十二正经系统之内，其主要作用是贮藏和调节十二经脉气血。

二十八难

【原文】

二十八難曰：其奇經八脈者，既不拘於十二經，皆何起何繼[1]也？

然：督脈者，起於下極之俞[2]，並於脊裏，上至風府[3]，入於屬腦[4]。任脈者，起於中極之下[5]，以上毛際，循腹裏，上關元[6]，至咽喉。衝脈者，起於氣衝[7]，並足陽明之經，夾齊上行，至胸中而散也。帶脈者，起於季脇，迴身一周。陽蹻脈者，起於跟中，循外踝上行，入風池。陰蹻脈者，亦起於跟中，循内踝上行，至咽喉，交貫衝脈。陽維、陰維者，維絡于身，溢畜不能環流灌溉諸經者也[8]，故陽維起於諸陽會[9]也，陰維起於諸陰交[10]也。

比於聖人圖設溝渠，溝渠滿溢，流于深湖，故聖人不能拘通也。而人脈隆聖，入於八脈，而不環周，故十二經亦不能拘之。其受邪氣，畜則腫熱，砭射之也。

【校注】

[1] 继：《脉经》作“系”，可从。

[2] 下极之俞：长强穴。为督脉的穴位，位于尾骨端与肛门之间的一个穴位，又名尾闾穴。杨玄操：“下极者，长强也。”

［3］风府：为督脉的穴位。在枕骨粗隆直下，两侧斜方肌之间的凹陷中，入发际一寸处。

［4］入于属脑：原作“入于脑”，据《难经本义》改。

［5］中极之下：中极，为任脉的穴位。在下腹部，前正中线上，当脐中下 4 寸。中极之下，指曲骨穴，属任脉。位于腹下部耻骨联合上缘上方凹陷处。丁德用注：“其中极之下者，曲谷穴也，是任脉所起。”

［6］关元：任脉的穴位。在下腹部，前正中线上，当脐中下 3 寸。

［7］气冲：一名气街，为足阳明胃经的穴位。在腹股沟上方，当脐中下 5 寸，距前正中线 2 寸。

［8］溢蓄不能环流灌溉诸经者也：滑寿注：“十二字，当在‘十二经亦不能拘之’，之下。”可参。

［9］诸阳会：指足太阳膀胱经的金门穴处。金门穴在足外侧，当外踝前缘直下，骰骨下缘处。

［10］诸阴交：指足少阴肾经的筑宾穴处。筑宾穴在小腿内侧，当太溪与阴谷的连线上，太溪上 5 寸，腓肠肌肌腹的内下方。

【提要】

论述了奇经八脉的循行与作用。

【译文】

二十八难问：奇经八脉既然不在十二经脉系统之内，那么，它们的循行是从哪里开始，又在哪里结束呢？

答：督脉起始于长强穴，沿着脊柱内侧上行至头枕骨下方的风府穴，进入颅内，连属于脑。任脉，起始于中极穴的下面，向上经过阴毛处，沿腹腔内部，上行至关元穴，至咽喉部。冲脉，起始于气冲穴，随着足阳明胃经，挟脐旁两侧上行，到胸部而分散。带脉，起始于胸侧的季胁部，环绕腰腹一周。阳蹻脉，起始于足跟内部，循足外踝，沿肢体外侧向上进入项上的风池穴。阴蹻脉，起始于足跟中，循足内踝，沿大腿内侧向上入咽喉部，与冲脉交会贯通。阳维脉和阴维脉，主维系和联络周身经脉，调节气血灌注到各经脉。所以，阳维起始于各阳经会合处的金门穴，阴维脉起始于各阴经会合处的筑宾穴。

奇经八脉的作用，就像圣人考虑开挖沟渠一样，当沟渠水量充满外溢时，就会流入到深湖中，故圣人治水不局限于开通沟渠。人的经脉气血也是同样的道理，当经脉中气血充盛时，也会流入到奇经八脉，暂不进入十二经脉之中，而不像十二正经那样环绕周流，故十二经脉也不能制约奇经八脉。如果奇经八脉受到病邪侵袭，邪气内阻，蓄积日久，就会发生肿热的病证，可以用砭石刺痈的方法来治疗。

【释义】

1. **奇经八脉的循行及起止部位**　督脉起于长强，入属于脑；任脉起于曲骨穴，上至咽喉；冲脉起于气冲穴，至胸中而散；带脉起于季胁，阳蹻脉、阴蹻脉起于跟中；阳维起于诸阳会，阴维起于诸阴交，其中任、督、冲脉均起于会阴，阴蹻脉和阳蹻脉，以及阴维脉和阳维脉均是起于足部及小腿部，经脉循行特点是除带脉起于季胁下、回身一周外，其他七脉均是由下至上。

2. **奇经八脉的作用**　本难认为奇经八脉具有蓄备气血的作用，可与《难经·二十七难》相参互证。奇经八脉能够加强十二经脉之间的联系，当十二经脉气血充足时，接受多余的气血，蓄以备用，犹如湖泊；当十二经脉气血不足时，可由奇经“溢出”，由下至上联络经脉，给予十二经脉气血的补充。奇经八脉与肝、肾等脏及女子胞、脑、髓等奇恒之腑的关系较为密切，相互之间在作用与病候上均有一定的联系。

3. *邪侵奇经八脉之热病，当以砭石治疗*　本难指出病邪侵袭奇经八脉，邪气内阻，气血蓄积壅滞，郁而化热，腐蚀血肉导致肿、热之证，可采用砭石刺络排脓的方法进行治疗。叶霖注："人身经脉隆盛，入于奇经，不能还归于十二经脉之中，邪气入于奇经，无从而出，郁滞不通，而为肿为热，惟用砭石以射之，则邪气因血以泄，病乃可已也。"砭石最早是用以刺痈肿、排脓、放血的工具，也是古代中医主要的治疗工具。

【结语】

本难主要论述了奇经八脉的循行起止及作用，指出邪侵奇经八脉的热病可采用砭石进行治疗。

【医案】

张，运息强通督任，致动冲气，从阴股内廉入阴囊，抵关元，直上挟脐，升至中脘，气即停泊，偏绕右膈，冲咽欲呃。此震伤冲任经气，由丹田交会，入脘作呃。《灵枢》亦谓冲任并起胞中，为经络之海，其浮而外者，循腹右上行，会于咽喉也。此气升逆，神不自持，恍惚无寐，自汗神烦，身左虚堕，良由精血失涵，任乏担承，冲贯升逆，不呕不胀，无关脏腑，一切补脏通腑，奚由入络，拟镇养奇经。诊脉左右动数，仍防喘热耳。牛膝、萸肉（俱酒炒炭）、当归（须酒拌）各一钱，熟地炭、龟甲心（炙）、杞子（焙）各二钱，茯神、降香末各三钱，桂心三分，隔水煨冲。（清·林珮琴《类证治裁·诸气》）

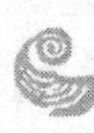

二十九难

【原文】

二十九難曰：奇經之為病，何如？

然：陽維維於陽，陰維維於陰，陰陽不能自相維[1]，則悵然失志[2]，溶溶不能自收持[3]。陽維為病苦[4]寒熱，陰維為病苦心痛[5]。

陰蹻為病，陽緩而陰急[6]；陽蹻為病，陰緩而陽急。

衝之為病，逆氣而裏急[7]。

督之為病，脊强而厥。

任之為病，其內[8]苦結，男子為七疝[9]，女子為瘕聚[10]。

帶之為病，腹滿，腰溶溶若坐水中[11]。

此奇經八脈之為病也。

【校注】

[1] 阴阳不能自相维：指阴维脉不能主持诸阴，阳维脉不能主持诸阳。丁德用注："阳维者，是阴阳之纲维也，而主持阴阳之脉。今不能自相维者，是阳不能主持诸阳，因不能主持诸阴，故言怅然失治也。"

[2] 怅然失志：形容患者失意而精神郁郁不舒的样子。

[3] 溶溶不能自收持：指形体痿软无力、肢体难以举动

的样子。张山雷注："溶溶不能自收持，阴液消亡而萎软无力也。"叶霖注："溶溶，懈怠浮荡貌，言缓慢而不能自收持也。"

[4] 苦：病痛。此指疾病过程中，使人痛苦不堪的症状。

[5] 阳维为病苦寒热，阴维为病苦心痛：原在"腰溶溶若坐水中"下，今据《难经本义》移至此处。

[6] 阳缓而阴急：指肢体外侧筋肉和缓而内侧的筋肉拘急。阴，肢体内侧；阳，肢体外侧。吕广注："阴蹻在内踝上，病则其脉从内踝以上急，外踝以上缓也。阳蹻在外踝上，病则其脉从外踝以上急，内踝以上缓也。"

[7] 逆气而里急：指呕吐、呃逆、嗳气、咳嗽、气喘等气上逆之症状及腹痛窘迫而言。吕广注："冲脉从关元至咽喉，故其脉为病，逆气而里急。"

[8] 内：此指腹内。

[9] 七疝：七疝一词，首见于《素问·骨空论》云："任脉为病，男子内结七疝，女子带下瘕聚。"隋代医家巢元方在《诸病源候论》中指出"七疝者，厥疝、症疝、寒疝、气疝、盘疝、肘疝、狼疝，此名七疝也。"明代医家马莳在《素问注证发微》指出七疝"乃五脏疝及狐疝、癞疝也。"《说文》云："疝，腹痛也。"

[10] 瘕聚：指腹部的包块病。其包块聚散无常，留止不定。虞庶注："瘕者，谓假于物形是也。"

[11] 腰溶溶若坐水中：指腰软弱无力，若坐水中而不便利。张山雷注："带脉在腰，围身一周，故带病则腰无约束，而阳气不振，乃宽纵而畏寒也。"

【提要】

论述了奇经八脉的主证。

【译文】

二十九难问：奇经八脉的病证有哪些表现？

答：阳维脉是维系和联络全身的阳经，阴维脉是维系和联络全身的阴经，如果阴维和阳维不能互相维系，则出现精神抑郁不舒、身体痿软无力；若阳维脉发病可出现恶寒发热，阴维脉发病就出现心痛。

阴蹻脉发病，可出现肢体外侧和缓而内侧拘急挛缩；阳蹻脉发病，可出现肢体内侧和缓而外侧拘急挛缩。

冲脉发病，可出现胸满气逆、腹部窘迫疼痛的病证。

督脉发病，可见脊柱强直，甚至昏厥的病证。

任脉发病，常出现腹部痛，男子易发生疝气，女子易发生瘕聚等病证。

带脉发病，可见腹部胀满，腰部酸冷。

以上就是奇经八脉之病的证候表现。

【释义】

1. **阳维脉、阴维脉的作用**　“阳维维于阳，阴维维于阴”，阳维脉在循行过程中维系、联络全身的诸阳经，最后合于督脉，对诸阳经的气血盛衰具有调节作用。阴维脉在循行过程中维系、联络全身的诸阴经，最后合于任脉，对阴经的气血盛衰具有调节的作用。

2. **阴维脉、阳维脉的主证**　“阳维、阴维者，维络于身，溢蓄，不能环流灌溉诸经者也”，“阴阳不能自相维，则怅然失志，溶溶不能自收持”。如阴维脉与阳维脉相互不能维系则除有精神抑郁不舒、怅然若失的情志障碍症状外，还有形体痿弱无力的表现。因阳脉主表，主卫气，阳维受病，则气不卫于外，故阳维为病，苦寒热；因阴维脉为里，主营血，阴维受病则血不营于内，故阴维为病，苦心痛。

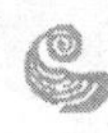

3. 阴蹻、阳蹻脉的作用与主证　蹻脉，具有濡养眼目、司眼睑开合及下肢运动的作用。阴蹻为病，因阴蹻起于跟中，循内踝上行，行于肢体内侧，故阴蹻受病则肢体外侧筋肉和缓而内侧的筋肉拘急。阳蹻为病，因阳蹻起于跟中，循外踝上行，行于肢体外侧，故阳蹻受病则肢体内侧筋肉和缓而外侧的筋肉拘急。

4. 冲、任、督、带脉的主证　冲之为病，因冲脉起于气冲，并足阳明之经，夹脐上行，上至于头，下至于足，贯穿全身，成为气血的要冲，能调节十二经脉之气血。如果邪在冲脉，其气上逆，则见呕吐、呃逆、嗳气之症及咳嗽、气喘等气上逆之症状，或见腹中拘急疼痛。又《素问·举痛论》云："寒气客于冲脉，冲脉起于关元，随腹直上，寒气客则脉不通，脉不通则气因之，故喘动应手矣。"即邪气客于冲脉则见腹痛，并伴有腹部血脉搏动按之急促应手的症状。

任之为病，因任脉行于腹面正中线，其脉多次与手足三阴及阴维脉交会，能总任一身之阴经。任脉作用失常则患者易出现腹部急结不舒之症，或出现男子的"七疝"病，或者女子的"瘕聚"病。

督之为病，因督脉总督一身的阳经，为阳脉之海，所以邪犯督脉，则见阳气不足导致的手足逆冷。督脉沿脊柱上行，温养各脊椎节，所以督脉为病，脊柱失养、活动障碍而见脊柱强直的症状。

带脉之为病，因带脉围腰一周，犹如束带，能约束纵行诸脉。带脉作用失常则易产生的自觉症状，如自觉腹部胀闷不舒或腰部不适，如坐水中而活动不灵活。

5. 关于疝病　本难提出七疝的病名。疝，多指以腹痛为主要症状的一类疾病，如《说文》云："疝，腹痛也。"

《素问·骨空论》提出七疝，即冲疝、狐疝、㿗疝、厥疝、瘕疝、痔疝、癃疝。此后，历代医家多有阐发，如巢元方在《诸病源候论》中提出了石疝、血疝、阴疝、妒疝、气疝的五疝学说与厥疝、㿗疝、寒疝、气疝、盘疝、胕疝、狼疝的七疝学说；张从正在《儒门事亲》中认为，疝，包括寒疝、水疝、筋疝、血疝、气疝、狐疝、㿗疝；马莳在《素问注证发微》认为，疝包括狐疝、㿗疝、心疝、肝疝、脾疝、肺疝，肾疝等，上述观点均来自临床实践的观察与总结。

“疝”的发病多与肝有关，故有“诸疝皆属于肝”之说，临证时，当认真参考，灵活运用。现代临床中的疝，根据其临床表现，包括以下三类病证：一是泛指体腔内容物向外突出的病证，多伴有气痛症状，故有疝气、小肠气等病名，如突出于腹壁、腹股沟或腹腔下入阴囊、阴唇的肠段。二是指生殖器、睾丸、阴囊部位的病证。三是指腹部剧烈疼痛，兼有二便不通症状的病证。

【结语】

本难论述了阴维脉、阳维脉的作用，以及奇经八脉的主证，为临床经络辨证及“调理冲任”“温养任督”等多种治疗方法提供了重要理论依据。

《难经》对奇经八脉的阐发主要集中在《难经·二十七难》《难经·二十八难》《难经·二十九难》。奇经八脉理论始见于《内经》，《难经》继承发展了《内经》的奇经八脉理论，提出“奇经八脉者，既不拘于十二经”，十二正经之外，尚有八条奇经与下肢、躯干、头部相连，没有相关脏腑相连，也没有具体的五行属性的经脉。

《难经》对奇经八脉的阐述主要有以下三点：一是明确了奇经八脉的起止和循行路线。如《难经·二十八难》指出

"冲脉者，起于气冲，并足阳明之经，夹脐上行，至胸中而散"的循行路线。二是指出奇经八脉与十二正经是有区别的。奇经八脉是十二正经在气血运行中的辅助经脉，它的作用是贮藏十二正经中多余的气血，即《难经·二十七难》云"络脉满溢，诸经不能复拘"。奇经八脉没有正经的手经和足经之分，气血在奇经八脉的循行并非如环无端，其中任脉、督脉、冲脉、带脉这四条经脉没有阴经、阳经的对称，更没有脏腑的络属关系，这些均说明奇经八脉与十二正经是有区别的。三是奇经八脉的病候和病机是与正经相区别的，其中《难经·二十九难》对奇经八脉的病候补《内经》的不足，对奇经八脉的病因病机作出纲要性的论述，"阳维维于阳，阴维维于阴，阴阳不能自相维，则怅然失去，溶溶不能自收持。阳维为病苦寒热，阴维为病苦心痛。阴蹻为病，阳缓而阴急。阳蹻为病，阴缓而阳急。冲之为病，逆气而里急。督之为病，脊强而厥。任之为病，其内苦结，男子为七疝，女子为瘕聚。带之为病，腹满，腰溶溶若坐水中。此奇经八脉之为病也。"由此可见，《难经》补充了奇经八脉理论，完善了中医的经络学说，后世医家对奇经八脉的阐发即源于此。

【医案】

罗谦甫治火儿赤怜歹，久患疝气，复因秋间，饥饱劳役，过饮潼乳，所发甚于初，面色青黄不泽，脐腹阵痛，搐撮不可忍，腰曲不能伸，热物熨之稍缓，脉得沉小而急，《难经》有云：任之为病，男子内结七疝，皆积寒于小肠间所致也，非大热之剂则不能愈。遂制沉香桂附丸，以沉香、附子、川乌（炮，去皮脐），炮姜、良姜、茴香（炒）、管桂、吴萸，汤浸去苦，各一两，醋丸如桐子大，每服五十丸，至七八十丸，空心食前，热米饮汤送下，日二服，忌冷物。间服天台乌药散，以乌药、木香、茴香、炒良姜、炒青皮各五钱，槟榔二个，川楝十个，巴豆七十粒，微打破，同川楝用麸炒，候麸黑色，去麸为末，每服一钱，温酒调下。痛甚者，炒生姜热酒调下，服此二药，旬日良愈。（明·江瓘《名医类案》）

三十难

【原文】

三十難曰：榮氣之行，常與衛氣相隨[1]不？

然：經[2]言，人受氣於穀。穀入於胃，乃傳與五藏六府，五藏六府皆受於氣。其清[3]者為榮，濁[4]者為衛；榮行脈中，衛行脈外，榮周不息[5]，五十而復大會[6]。陰陽相貫[7]，如環之無端，故知榮衛相隨也。

【校注】

[1] 相随：徐灵胎注："相随，言相合而并行也。"

[2] 经：此指古代医经。本难"人受气于谷……故知荣卫相随也"与《灵枢·营卫生会》的内容义同。

[3] 清：指营气柔顺的性质。

[4] 浊：指卫气剽悍滑利的性质。

[5] 荣周不息：丹波元胤注："荣、营同，环周之义也。"此指营卫之气在人体循环运行，周流不息。

[6] 五十而复大会：指营卫二气一昼夜循行人体五十周次之后，在夜半子时会聚于手太阴肺经。

[7] 阴阳相贯：指营卫之气虽然分道运行，但两者是相互贯通的。阴，指脉内循行的营气；阳，指脉外循行的卫气。

【提要】

论述了营卫之气的来源、循行部位、性质及其会合规律。

【译文】

三十难问：营气的运行，是否与卫气相伴随？

答：医经上说，人体的精气是由饮食水谷所化生的。水谷入于胃中，经过脾胃的消化吸收，将水谷中的精微输送到五脏六腑，从而使五脏六腑都能得到水谷精微的滋养。其中，质清柔顺的部分为营气，质浊剽悍而滑利捍护的部分为卫气。营气行于脉中，卫气行于脉外。营卫二气在全身循环运行，周流不息，营卫二气一昼夜在人体各自循环五十周次之后会合于手太阴肺经，如此营气、卫气的运行阴阳表里迭行相贯，犹如圆环周而复始。所以说营气和卫气是相随运行的。

【释义】

1. **营卫二气的生成**　本难指出营卫二气皆由水谷精微所化，水谷经过脾胃的消化吸收，将其精微输送到五脏六腑、四肢百骸及全身各部位，从而使五脏六腑及全身都能得到水谷精微的滋养，以维持人体正常生命活动。正如《灵枢·营卫生会》云："人受气于谷，谷入于胃，以传于肺，五藏六府，皆以受气。"因此，营卫之气皆由水谷精微化生而成。

2. **营卫二气的循行部位及性质**　本难指出"清者为荣，

浊者为卫”，水谷精气中之精专柔和者为营，剽悍滑利捍护者为卫。营为水谷之精气所化，其性精专柔和，故能入脉为营；卫为水谷之悍气所化，其性剽悍滑利，故充实于皮肤分肉为卫，此与《素问·痹论》中“荣者水谷之精气也”“卫者水谷之悍气也”所论营卫的性质是一致的。此处清和浊，指营卫之气的性能而言。

3. **营卫二气的循行规律** 据本难所述，并结合《灵枢·营卫生会》《灵枢·营气》《灵枢·五十营》《灵枢·脉度》等篇，营气运行的主要路线是从手太阴肺经开始，沿十二经脉次序运行，又复合于手太阴肺，如此“阴阳相贯，如环无端”，一昼夜运行五十周次。此外，尚有一“支别”，与其并行，即从手太阴肺经始，经过督脉、任脉，复入于手太阴肺经。营气一昼夜如此运行五十周次，如图3。

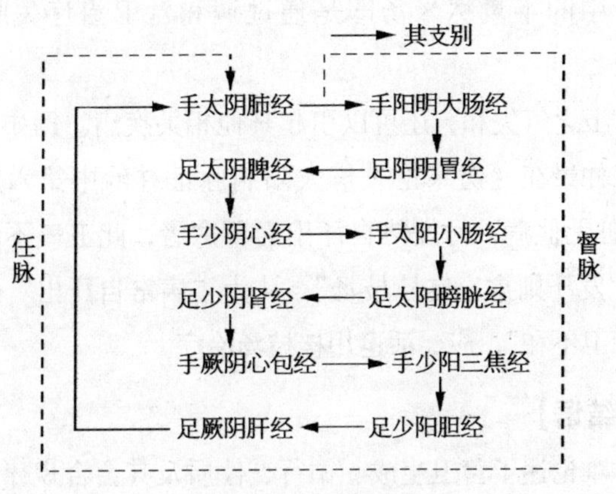

图3 营气运行图

卫气的循行与营气相随而行。这一观点与《灵枢·卫气》的“其浮气之不循经者为卫气，其精气之行于经者为营气。阴阳相随，外内相贯，如环之无端”论述相一致。说明卫气与营气阴阳相互依随，运行于十二经脉之中，阴经、阳经脉内外互相贯通，如环无端运行不息。

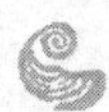

4. 营卫二气的会合规律 本难指出营气行于脉中，卫气行于脉外，两者虽分道运行，但在一昼夜各自运行五十周次之后，便要会合一次，在夜半子时会合于手太阴肺经，即“五十而复大会”。“五十而复大会”说明了人体营气与卫气的运行与昼夜阴阳变化息息相关，是人体适应昼夜变化而形成的一种人体日节律。

营卫二气循行与人体睡眠关系密切。《灵枢·口问》指出：“卫气昼日行于阳，夜半则行于阴。阴者主夜，夜者卧；阳者主上，阴者主下。故阴气积于下，阳气未尽，阳引而上，阴引而下，阴阳相引，故数欠。阳气尽，阴气盛，则目瞑；阴气尽而阳气盛，则寤矣。”《灵枢·营卫生会》亦指出：“荣卫之行不失其常，故昼精而夜瞑。”由此可知，荣卫之气运行失常会影响人体正常的睡眠。《灵枢·邪客》中的半夏秫米汤即是通过调和营卫治疗失眠的代表方。

营卫之气失和，还可以引起其他相关疾病。例如，汉代医家张仲景在《伤寒论·辨太阳病脉证并治中第六》指出“病人脏无他病，时发热自汗出而不愈者，此卫气不和也。先其时发汗则愈，宜桂枝汤”，认为“病常自汗出”的病机为“荣卫不和”，应灵活运用桂枝汤治疗。

【结语】

本难论述了营卫生成、循行、性质及其会合规律，其内容与《内经》营卫理论一脉相承。认为营卫的生成均为水谷精微所化，其中“清者为营，浊者为卫”，营行脉中，卫在脉外。营气循行是从手太阴肺经开始，沿十二经脉次序运行，又复合于手太阴肺。卫气的循行是与营气相随而行，各自在一昼夜运行五十周次之后，两者在夜半子时会合于手太阴肺经，以维持人体正常生命活动。

三十一难

【原文】

三十一難曰：三焦者，何稟[1]何生[2]？何始何終？其治[3]常在何許[4]？可曉以不？

然：三焦者，水穀之道路，氣之所終始也。上焦者，在心下，下膈[5]，在胃上口，主内[6]而不出。其治在膻中，玉堂下一寸六分，直兩乳間陷者是[7]。中焦者，在胃中脘，不上不下，主腐熟水穀。其治在齊傍[8]。下焦者，當膀胱上口，主分别清濁，主出而不内，以傳導也。其治在齊下一寸[9]。故名曰三焦，其府[10]在氣街[11]。

【校注】

[1] 禀：禀受、接受之意。

[2] 生：当作“主”。郭霭春注：“按‘生’字误，当作‘主’。‘生’‘主’形近致误。下文‘上焦主内而不出’‘下焦主出而不主内’是可证。”

[3] 治：滑寿注：“治，犹司也，犹郡县治之。治，谓三焦处所也。或云：治作平声读，谓三焦有病，当各治其处，盖刺法也。”有两个解释。一是治理之意，二是针刺治法，此处指针刺治法。

[4] 许：此有“处所”“部位”之意。

[5] 膈：徐灵胎注："膈，隔也。心下有膜，遮隔浊气，谓之膈。"

[6] 内（nà 纳）：同"纳"，接受、容纳之义。

[7] 玉堂下一寸六分，直两乳间陷者是：徐灵胎注："膻中穴，属任脉。下句是指膻中之所在，言在玉堂穴下一寸六分。直，当也。"

[8] 齐傍：指天枢穴。位于腹中部，脐中旁开 2 寸。滑寿注："中焦其治在脐旁天枢穴。"《难经本义》作"脐"。

[9] 齐下一寸：指阴交穴。位于下腹部，前正中线上，当脐中下一寸。徐灵胎注："脐下一寸，名阴交穴，属任脉。"

[10] 府：在此为动词。聚集、汇聚之意。

[11] 气街：杨玄操注："气街者，气之道路也。"

【提要】

论述了上中下三焦的作用及主治部位。

【译文】

三十一难问：三焦禀受何物？主要作用是什么？是从哪里开始？到哪里终止的？它的主治部位在哪里？这些问题可以讲一讲吗？

答：三焦是饮食水谷出入运化转输的通道，也是人体气化活动的场所。上焦在心下，向下至横膈膜，在胃的上口，主要作用是主受纳而不主排出，其主治穴位是膻中，膻中在玉堂穴下方一寸六分、两乳头连线中点的凹陷部位。中焦的部位在胃的中脘部，不偏上也不偏下，它的作用是腐熟消化饮食物，其主治部位在脐的两旁。下焦的部位在膀胱上口以下，它的作用是将消化后的饮食物分别出清和浊，主出而不主受纳，有传导、排泄水谷糟粕的作用，它的主治部位在脐下一寸。所以上、中、下焦合称为三焦，三焦之气汇聚于气街。

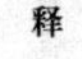

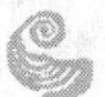

【释义】

1. 三焦的作用　本难指出三焦是“水谷之道路、气之终始”，人体水谷精微的转输，必须经过上焦的受盛及敷布、中焦的消化及转输、下焦的分泌清浊与排泄，这一过程必须经过三焦的气化作用才能完成，所以说三焦是“水谷之道路”。这与《素问·灵兰秘典论》所云“三焦者，决渎之官，水道出焉”的观点相一致，认为“三焦”有疏通水道、运行水液的作用。《难经本义》云：“唯三焦既无形状，而所禀所生，则元气与胃气而已。故云水谷之道路，气之所终始也。”水谷运化转输，依赖机体的元气推动脏腑活动，三焦禀受元气以资生，敷布于全身。所以本难指出三焦的总作用为“水谷之道路，气之所终始也”。

2. 三焦的具体部位　上焦在心下，向下至横膈膜，在胃的上口；中焦的部位在胃的中脘部；下焦的部位在膀胱上口以下。

3. 三焦之气发出的部位及主治穴位　本难指出上焦之气发出部位为“在胃上口，主内而不出”，其主要作用为宣发卫气、布散水谷精微以营养周身，即《内经》所云“上焦如雾”；中焦之气发出部位为“在胃中脘，不上不下，主腐熟水谷”，其主要作用为腐熟、消化水谷，吸收、输布水谷精微，化生血液，奉养周身，即《内经》所云“中焦如沤”；下焦之气发出部位为“下焦者，当膀胱上口，主分别清浊，主出而不内”，其主要作用为将进入到小肠的水谷进一步分清泌浊，清者入膀胱，浊者入大肠，如同沟渠，即《内经》所云“下焦如渎”。三焦各部位作用失常时，若是上焦，则主治穴为膻中穴；若是中焦，则主治为天枢穴；若是下焦，则主治为阴交穴。归纳如表6。

表6　三焦作用及主治部位表

部位名称	部位划分	主要作用特征	主治部位
上焦	在心下，下膈，在胃上口	主内而不出	其治在膻中（膻中穴）
中焦	在胃中脘，不上不下	主腐熟水谷	其治在脐旁（天枢穴）
下焦	当膀胱上口	主分别清浊，主出而不内，以传导	其治在脐下一寸（阴交穴）

4. 三焦之气汇聚于“气街”　本难指出三焦是上焦、中焦、下焦的合称，其气汇聚于“气街”。“气街”一词，始见于《内经》，其义有三：一是指在经脉之外，经络气血运行汇聚的通道，《灵枢·动输》云：“四街者，气之路径也。”认为气街由头气街、胸气街、腹气街、胫气街四部分构成，如《灵枢·卫气》云“胸气有街，腹气有街，头气有街，胫气有街”；二是指体表部位，相当于腹部腹股沟动脉搏动处，如《灵枢·经脉》云“胃足阳明之脉……其支者，起于胃口，下循腹里，下至气街中而合，以下髀关”；三是指气街穴，《针灸甲乙经》中名为气冲穴，属足阳明胃经，如《素问·水热穴论》中云：“气街、三里、巨虚上、下廉，此八者以泻胃中之热。”

本难的“气街”，指气血运行的通道。三焦之气汇聚于“气街”，原因有二：一是上焦“其治在膻中”，中焦“其治在脐旁”，下焦“其治在脐下一寸”，此三处是三焦原气汇聚、充盛之处，与气街部位相一致，均是主治三焦疾病的重要穴位。二是三焦与气街作用相互协同，三焦的作用是“原气之别使”“水谷之道路，气所终始也”，三焦通过气街将人体的气血、原气输布于五脏六腑，以维持人体的生命活动。

【结语】

本难论述了三焦的作用、三焦的具体部位、三焦之气发出的部位及主治穴位，指出了三焦之气汇聚于“气街”。本难是对《内经》三焦理论的补充，对临床具有重要意义。

三十二难

【原文】

三十二難曰：五藏俱等[1]，而心肺在膈[2]上者，何也？

然：心者血，肺者氣。血為榮，氣為衛[3]。相隨上下，謂之榮衛。通行經絡，營周於外，故令心肺獨在膈上也。

【校注】

[1] 五脏俱等：指五脏之间是平等的。

[2] 膈：《难经本义》作“鬲”。徐灵胎注：“在鬲上，言其位独高处于胸鬲之上也。”

[3] 血为荣，气为卫：指血的营养作用及气的护卫作用。徐灵胎注：“《素问·五藏生成论》云：诸血者皆属于心，诸气者皆属于肺。盖营行脉中，故血为营；卫行脉外，故气为卫。”

【提要】

论述了心肺居于膈上的道理，指出了心肺与营卫二气的关系。

【译文】

三十二难问：五脏同等重要，为什么唯独心和肺位于横膈以上，这是为什么呢？

答：心主血，肺主一身之气。血有荣养作用，气有护卫肌体、抵御外邪的作用。两者相随而运行于全身上下，谓之营卫。营卫之气分别运行于经络之内和周行环绕于经络之外，因此，心肺应居于横膈之上。

【释义】

1. **心肺在膈上** 本难指出了五脏之中唯独心肺居于膈上的道理，强调心肺在维持生命活动中的重要意义。虞庶注："心为帝王，高居远视。肺为华盖，位亦居膈。心主血，血为营。肺主气，气为卫。血流据气，气动依血，血气相依而行，故心肺居在上焦也。"膈上属阳，其位至高至尊，心主血脉，肺主一身之气，营卫气血营周不休荣养周身。因此，在五脏中至为重要的心肺二脏理所当然地居于尊位。这一观点与《素问·刺禁论》中"膈肓之上，中有父母"的观点相一致。

2. **心肺与营卫二气的关系** 本难指出了心肺与营卫二气的关系，认为心主血脉，营气行于脉中，既是血的主要组成部分，又是化生血的物质基础，所以营气与血常并称"营血"。肺主气，司呼吸，主一身之气的生成和运行，而卫气在脉外的输布，全赖肺气的宣发，因此肺之作用失常，可使卫气失于宣发，卫气由肺所主。所以说，营气由心所主，卫气由肺所主。正如《素问·五藏生成》所云："诸血者皆属于心，诸气者皆属于肺。"盖营行脉中，故血为营；卫行脉外，故气为卫。

【结语】

本难通过心肺与气血的关系，阐释了心肺独在膈上的道理，强调了心肺在人体生命活动中的重要地位。

三十三难

【原文】

三十三難曰：肝青象木，肺白象金。肝得水而沉，木得水而浮；肺得水而浮，金得水而沉[1]。其意何也？

然：肝者，非為純木[2]也，乙角也，庚之柔[3]。大言陰與陽，小言夫與婦[4]。釋其微陽，而吸其微陰之氣[5]，其意樂金[6]，又行陰道[7]多，故令肝得水而沉也。肺者，非為純金[2]也，辛商也，丙之柔。大言陰與陽，小言夫與婦。釋其微陰，婚而就火[8]，其意樂火，又行陽道[7]多，故令肺得水而浮也。肺热而復沉，肝热而復浮[9]者，何也？故知辛當歸庚，乙當歸甲[10]也。

【校注】

[1] 肝得水而沉，木得水而浮；肺得水而浮，金得水而沉：徐灵胎注："肝居肺下。故曰得水而沉；肺居肝上，故曰得水而浮。言肝既属木，则当浮而反沉；肺既属金，则当沉而反浮，与金木之本体不类，故设问也。"

[2] 非为纯木、非为纯金：指肝在五行中取象比类于木，

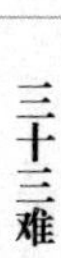

但并不单纯属中性之木，当为阴木；肺在五行中比类于金，但亦非单纯中性之金，而为阴金。

［3］乙角也，庚之柔：肝在天干中配乙，五音中属角；十天干中属阴性的乙木，与属阳的庚金具有阴阳配偶关系，故乙为庚之柔。滑寿注：“夫阳者，必合阴，甲乙之阴阳，本自配合，而乙与庚，通刚柔之道，乙乃合甲之微阳，而反乐金，故吸受庚金微阴之气，为之夫妇。”下文辛商、丙之柔，义仿此。

［4］大言阴与阳，小言夫与妇：乙庚之间、丙辛之间的阴阳刚柔配属关系，从大处言是阴阳交感、互根互用、对立制约、消长平衡、相互转化的关系，从小处言像夫妇之间的配偶关系。

［5］释其微阳，而吸其微阴之气：意谓乙木能消散微弱的春阳之气，吸收庚金的阴气。释，解除、消散之意。微阳，指乙木正逢初春，其阳气尚微弱；微阴，指庚金是初秋之阳金，阴气乃微弱。

［6］其意乐金：徐灵胎注：“妇有从夫之义，乙为阴木，故曰微阳。乐金，谓乐从乎金也。”

［7］阴道、阳道：道，法则、规律。阴道，指庚金具有清肃下沉之规律。阳道，指乙木向上升发之规律。

［8］婚而就火：徐灵胎注：“婚，犹婚嫁之婚，言嫁于火也。”

［9］肺热而复沉，肝热而复浮：徐灵胎注：“肺气热，则清气下坠。肝气热，则相火上升。”热，《难经本义》作“熟”，可参。

［10］辛当归庚，乙当归甲：徐灵胎注：“肝得热，则微阴不足以相吸，肺得热，则亢阳适见其可畏，则阴木与阳木，阴金与阳金，自为配偶，而复其本体浮沉之性也。”

【提要】

论述了肝肺的阴阳五行属性及肝沉肺浮的道理。

【译文】

三十三难问：肝在五行中比象于木，其色主青；肺在五行中比象于金，其色主白。木在水中上浮，肝放入水中却下沉；金在水中下沉，肺放入水中却上浮，这是为什么呢？

答：肝在五行中属木，但并非单纯属木，十天干中它配属阴的乙木，五音中合于角音，属阴的乙木与属阳的庚金具有阴阳配属关系。从大的方面讲，即阴阳相配。从小的方面讲，犹如夫妻关系，相互协调。乙木和庚金相配，使乙木释放其微弱的阳气，吸收庚金中微弱的阴气，从而发挥其清肃沉下的属金特性，故肝放入水中则下沉。

肺在五行中属金，但并非单纯属金，十天干中属阴的辛金，五音中合于商音，属阴的辛金与属阳的丙火具有阴阳配属关系。从大的方面讲，即阴阳相配。从小的方面讲，犹如夫妻关系。辛金与丙火相配，释放其微弱的阴气，从而发挥其轻清上浮的属火特性，故肺放入水中上浮。

肺有热，其性又能下沉；肝有热，其性又能上浮，这是为什么呢？

这是因为肺与肝有热之时，辛金与庚金归于同类，具纯金之性则下沉，乙木与甲木归于同类，具纯木之性则上浮。

【释义】

1. **肝肺的阴阳五行属性与特性**　本难指出肝色青属木，在天干中配乙，五音中合于角音，其特性是主升；肺色白属金，在天干中配庚，五音中合与商音，其特性是主宣降。两者一升一降，刚柔相济，相互依存，犹如夫与妇。

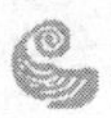

2. 肝沉肺浮　本难以五行学说阐述了“肝得水而沉，肺得水而浮”的道理。汉代以后，各医家结合临床实践对“肝沉肺浮”理论有所阐发，其主要观点有二：一是指肝肺气血相济互用，二脏作用协调，维持气血阴阳平衡，如明代医家孙一奎在《医旨绪余》中指出“肺虽属金，而位在膈上，行阳道多，且其经为手太阴，主乎气……肝虽属木，而位处膈下，行阴道多，且其经为足厥阴，主乎血”。肝藏血，肺主气，肝经肺经经络相连，《医宗金鉴》云“期门历遍还中府，经络周流仔细详”。肝血沿经脉上至肺，通过肺的宣发肃降输布全身；肺气沿经脉下至肝，助肝调畅气机，构成肝肺相济的良性循环。二是指诊脉中肝部应沉取，肺部应浮取。清末医家张山雷在《难经汇注笺注》指出：“故诊脉之法，肺应在寸而取之于浮，肝应在关而取之于沉。”

3. 肺热而复沉，肝热而复浮　本难提出肺热而复沉，肝热而复浮，指出肝肺热证的气化异常。后世医家根据原文多有发挥，丁锦认为：“凡人身不外乎阴阳，交则生，不交则病，离则死。越人特举肝肺而言者，肝主血而肺主气，此又以气血为一身阴阳之主也。”张山雷认为：“肺有热，则清肃之令不行，故失其轻扬之本性而为沉重。肝有热，则木火之焰上灼，故失其沉潜之本性而反升浮。”

【结语】

本难阐述了肝与肺的阴阳属性、肝沉肺浮的道理，以及肺热而复沉、肝热而复浮的道理。肝肺气血相互协调，肺主气，肝主血，肺气充足能助肝血运行全身，肝气疏泄能助肺气肃降，肝肺之升降对全身的气机调节起到重要的作用。

三十四难

【原文】

三十四難曰：五藏各有聲、色、臭[1]、味，可曉知以不？

然：《十變》[2]言：肝色青，其臭臊，其味酸，其聲呼，其液泣[3]；心色赤，其臭焦，其味苦，其聲言[4]，其液汗；脾色黄，其臭香，其味甘，其聲歌，其液涎；肺色白，其臭腥，其味辛，其聲哭，其液涕；腎色黑，其臭腐，其味鹹，其聲呻，其液唾。是五藏聲、色、臭、味也。

五藏有七神，各何所藏耶？

然：藏者，人之神氣所舍藏也。故肝藏魂，肺藏魄，心藏神，脾藏意與智[5]，腎藏精與志[6]也。

【校注】

[1] 臭：同“嗅”，指嗅觉所感知的气味。

[2]《十变》：古医经名，今已亡佚。

[3] 泣：《素问·宣明五气》作“泪”。

[4] 言：《素问·阴阳应象大论》作“笑”。

[5] 脾藏意与智：徐灵胎注：“《本神篇》云：心有所忆谓之意，因虑而处物谓之智，盖脾主思故也。《素问·刺法论》云：脾为谏议之官，智周出焉。”

[6] 肾藏精与志：徐灵胎注："按：《灵·九针篇》：心藏神，肺藏魄，肝藏魂，脾藏意，肾藏精与志也。《素·调经论》云：心藏神，肺藏气，肝藏血，脾藏肉，肾藏志，而此成形，与此颇异。若'七神'二字，经文无见答语，既无所发明，至以肾之精亦谓之神，恐未安。"

【提要】

论述了五脏与声、色、臭、味、液的关系，以及五脏与七神的关系。

【译文】

三十四难问：五脏各有所主的声、色、臭、味，可以讲明其具体内容吗？

答：《十变》上说，肝主色青，其气为臊，其味酸，其声为呼，其液为泪。心主色红，其气为焦，其味苦，其声为笑，其液为汗。脾主色黄，其气为香，其味甜，其声为歌，其液为涎。肺主色白，其气为腥，其味辛辣，其声为苦，其液为涕。肾主色黑，其气为腐，其味咸，其声为呻，其液为唾。以上是五脏所主的声、色、臭、味。

五脏所藏神有七类，五脏是如何藏神的呢？

答：五脏是人之神气所藏之处，故肝藏魂、肺藏魄、心藏神、脾藏意和智、肾藏精和志。

【释义】

1. *五脏与五声、五色、五臭、五味、五液的关系*　本难根据同气相求的原理，以五行为核心，采用五行归类的方法，论述了五脏与声、色、臭、味、液及七神的关系，对于理解五脏藏象及疾病特点具有临床意义。本难内容与《素问·阴阳应象大论》《素问·宣明五气》《灵枢·九针》等篇记载一脉相承，可互参。归纳本难原文如表 7。

表7　五脏与声、色、臭、味、液、七神关系表

五行	五脏	五声	五色	五臭	五味	五液	七神
木	肝	呼	青	臊	酸	泣	魂
火	心	言	赤	焦	苦	汗	神
土	脾	歌	黄	香	甘	涎	意和智
金	肺	哭	白	腥	辛	涕	魄
水	肾	呻	黑	腐	咸	唾	精和志

2. *五脏藏七神*　本难提出七神说，认为肝藏魂，肺藏魄，心藏神，脾肾两脏分别藏两神，脾藏意和智，肾藏精和志，提示了脾肾两脏在藏神和人体生命活动中的重要地位。五脏藏神是《内经》藏象理论的基本内容之一，本难所论述的五脏藏七神理论与《内经》五神藏理论略有不同，《素问·宣明五气》云："五藏所藏：心藏神，肺藏魄，肝藏魂，脾藏意，肾藏志。"《灵枢·本神》云："肝藏血，血舍魂。""脾藏营，营舍意。""心藏脉，脉舍神。""肺藏气，气舍魄。""肾藏精，精舍志。"指出了五脏藏五神。五脏藏七神与五神藏理论均说明人的神志活动以五脏所藏之精为基础，神志是五脏精气盛衰的外现，故神志过用则损伤五脏，五脏病变则会有异常神志表现。

【结语】

本难论述了五脏与声色臭味液的关系，以及五脏与七神的关系。说明了人体是以五脏为核心，联系皮毛、经络、肌肉、骨节等四肢百骸的有机整体，这一观点对于临床运用整体观辨证治疗相关疾病具有重要意义。

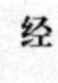
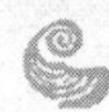

三十五难

【原文】

三十五難曰：五藏各有所[1]，府皆相近，而心、肺獨去大腸、小腸遠者，何謂也？

然[2]：經言，心榮肺衛，通行陽氣[3]，故居在上；大腸、小腸傳陰氣[4]而下，故居在下。所以相去而遠也。

又諸府者，皆陽也，清淨之處。今大腸、小腸、胃與膀胱，皆受不淨[5]，其意何也？

然：諸府者謂是。非也。經言：小腸者，受盛之府也；大腸者，傳瀉行道之府[6]也；膽者，清淨之府也；胃者，水穀之府也；膀胱者，津液之府也。一府猶無兩名，故知非也。

小腸者，心之府；大腸者，肺之府；胃者，脾之府；膽者，肝之府；膀胱者，腎之府。

小腸謂赤腸[7]，大腸謂白腸，膽者謂青腸，胃者謂黄腸，膀胱者謂黑腸。下焦之所治也。

【校注】

[1] 所：处所，位置。

[2] 然：原脱，据《难经本义》补。

[3] 阳气：指水谷精微中具有濡养作用的清纯之气。

[4] 阴气：即浊气，指水谷糟粕。

[5] 受不净：指大肠、小肠、胃及膀胱受纳、贮存、传导水谷饮食及其转化的糟粕，因其中产生糟粕物质，不是清纯之物，故称不净。

[6] 传泻行道之府：指大肠是传导小肠吸收后的水谷糟粕，将其排出体外的地方。

[7] 赤肠：小肠与心相表里，五行同属火，其色赤，故称赤肠。

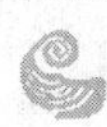

【提要】

论述了脏与腑的关系及腑的作用。

【译文】

三十五难问：人体五脏都有它所在的位置，与之相合的腑距离它们均较近，只有心与小肠、肺与大肠距离较远，这是为什么呢？

答：医经上说，心主营血、肺主卫气，营血与卫气都是水谷精微所化生之物，其性清净属阳，具有濡养的作用，而心肺具有输布这些精微物质的作用，所以位置在膈膜以上。水谷化生精微后产生的糟粕，由大肠、小肠传导，使糟粕向下从下窍排出体外，所以位置在膈膜以下。它们的作用不同，位置不同，所以距离就较远了。

阳气是清净之物，各腑与脏相对而言是属阳的，应该是清净的地方，而大肠、小肠传导糟粕，胃腐熟水谷，膀胱储存尿液，它们接受的并非清净之物，这又是为什么呢？

答：腑与脏以阴阳属性来划分，腑确实属阳，但是阳不只是清净之意。医经上说：小肠是接受容纳胃腐熟的水谷之腑，大肠是传导变化糟粕之腑，胆是贮藏清净的胆汁之腑；胃是受纳和消化饮食水谷之腑；膀胱是蓄藏尿液之腑。一个腑不会有两个含混不清的概念，所以把腑都称作清净之处的说法是不对的。脏与腑是相互应合的，它们之间具有表里属性及作用相互配合的关系，小肠与心相合是心之腑，大肠与肺相合是肺之腑，胆与肝相合是肝之腑，胃与脾相合是脾之腑，膀胱与肾相合是肾之腑。腑是饮食物通行的场所，如通行的管道，都可以以肠来命名。腑又可以五行、五色来划分，故小肠是赤肠，大肠是白肠，胆是青肠，胃是黄肠，膀胱是黑肠，它们都受下焦管辖的。

【释义】

1. **心与小肠、肺与大肠位置相距较远的道理** 脏腑相合既有阴阳属性的划分，又有经络表里络属的关系。在人体脏腑位置上，脾胃以膜相隔，肝胆相连，肾与膀胱相近。但是，心与小肠、肺与大肠在位置上相距并不是很近，本难认为这与脏腑作用有关，因为“心主营，肺主卫”，心主行血，肺主布气，统管着全身营卫之气的运行，所以位置居于上，以布散水谷精微所化生的营血与卫气。小肠与大肠具有接受、汲取、传导水谷精微，并将水谷糟粕排出体外的作用，所以位置在下。心与小肠、肺与大肠的相合关系，既表现在经络的表里属络关系上，又表现在作用的相互协作上，心肺之布散与大小肠之传导作用及其相互之间协调配合，保证了人体生命活动的正常运行。

2. **脏腑阴阳属性不同，作用亦异** 脏腑以阴阳划分，脏为阴，腑为阳。《素问·五藏别论》云：“五藏者，藏精气而不泻也，故满而不能实；六府者，传化物而不藏，故实而不能满也。”五脏藏精气属阴，六腑转化物属阳，是以脏腑作用和特点来划分阴阳的。阴阳属性又有清浊之分，清者为阳，浊者为阴，以精气与糟粕而论精气清净滋养为阳，糟粕污浊废弃为阴。脏腑所藏之物与脏腑本身阴阳属性是截然不同的，六腑虽然传导水谷精微吸收之后的废弃之物，但六腑作用仍然以传导为主，其性属阳；五脏藏精气，其性属阴。

3. **脏腑表里相合** 本难指出心与小肠相合，所以小肠是心之腑。心与小肠表里关系通过手少阴心经与手太阳小肠经相络属，脏腑作用相互影响，心热可下移于小肠，口舌生疮的同时，可见尿赤等。肺与大肠相合，大肠即肺之腑，通过手太阴肺与手阳明大肠表里两经相络属，对于腑气不通所致的便秘，可以采用宣肺理气、提壶揭盖之法进行治疗，体现了肺与大肠脏腑表里相合、共同调节气机的作用。脾与胃的气机升降、肝与胆的疏泄为用以及肾与膀胱的水液气化等，均体现了脏腑的表里相合关系。文中“胃者，脾之腑；胆者，肝之腑；膀胱者，肾之腑”均是对脏腑表里相合的论述。小肠是接受胃腐熟之后的水谷糜物的场所，具有受纳、吸收、传导水谷精微的作用，故称为受盛之腑；大肠是传导和排泄糟粕的场所，故称为传泻行道之腑；胆具有贮藏胆汁的作用，故胆腑被称作清净之腑；胃具有容纳、腐熟水谷之物的作用，故称作水谷之腑；膀胱是贮藏尿液的场所，故称为津液之腑。

【结语】

本难论述了脏腑相合关系及腑的作用、脏腑阴阳属性不同作用亦异，阐述了心与小肠、肺与大肠互为表里但距离较远的道理。脏腑相合是中医藏象理论的重要组成部分。

三十六难

【原文】

三十六難曰：藏各有一耳，腎獨有兩者，何也？

然：腎兩者，非皆腎也。其左者為腎，右者為命門。命門者，諸神精[1]之所舍，原氣[2]之所繫也；男子以藏精，女子以繫胞[3]。故知腎有一也。

【校注】

[1] 神精：神，两精相搏形成的生命体。精，精气。

[2] 原气：即元气。生命本源之气。

[3] 胞：女子胞，胞宫。

【提要】

论述了肾与命门的关系，以及命门的作用。

【译文】

三十六难问：心、肝、脾、肺四脏都是有一个实体，为什么唯独肾脏有两个实体呢？

答：肾脏有两个实体，但并不都是肾。在左侧的为肾，右侧的为命门。什么是命门？命门是人体所有的神气和精气贮藏的地方，元气发源的根本，男子的命门封藏生殖之精，女子命门维持胞宫的生长发育，由此可知肾脏只有一个。

【释义】

1. **肾与命门的关系** 肾脏的实体脏器有两个，但是并不都是肾，左侧的是肾，右侧的称命门。这是从肾与命门的作用进行论述的，左侧的肾具有主持水液代谢的作用，右侧的肾是命门，主持人体生命活动和生殖作用，是人体生命之关键，是人身元气之根，所以肾脏有两个，左侧是肾，右侧是命门。

2. **命门的作用** 命门的作用有三：一是汇聚神气和精气。命门是人体生气与精气汇聚的地方，关系着人体的生命活动，包括精神意识和精气等物质基础。二是维护、牵系元气。元气是生命活动的原动力，由肾中所藏的先天之精所化生，后天水谷之精气所滋养，元气的化生、滋养皆由命门的气化作用来维持。三是主持生殖。命门主持人体生殖，可以藏纳男子生殖之精，维系女子胞宫的生长发育，对生命延续具有重要意义。从上述的三个作用可以看出，命门对人体生命活动和生命繁殖至关重要，所以称之为命门。

命门，即人体生命之门。命门之名，首见于《内经》，《灵枢·根结》云："命门者，目也。"认为目是生命的关键所在，人体五脏六腑的精气都与目相连，所以《灵枢·大惑论》云："五藏六府之精气皆上注于目而为之精。"

本难提出"左肾右命门"之说，引起了后世医家对"命门"的重视，并多有阐述和发挥，形成了独特的"命门学说"。其主要观点有二：一是对命门部位的认识有所不同，《内经》认为目是命门，目能反映五脏六腑精气的情况，察目之神可以观人整体神气的状况，后世的"五轮学说"也对目与人体整体关系多有发挥。本难提出"左肾右命门"之说，后世医家也多有所从，并运用到脉诊理论中，即寸口尺部候诊取左肾右命门。也有医家认为两肾都是命门以及肾间动气为命门等，都从不同角度和各自的临床实践对命门的部位进行了阐发。二是对命门作用的认识略有不同，命门具有维系生命、主管生育繁殖的作用。《难经》提出“左肾右命门”之说，认为命门是藏精气之处，并与人体之元气密切相关，主持人体生殖，关系生命之繁衍，是生命之所系。根据《内经》和《难经》所论，命门总不离生命本源，无论是右肾为命门，还是两肾总称为命门，或认为两肾之间为命门，或将精室、女子胞、精关、产门等与生命产生有关的脏器定为命门等，都体现了命门对人体生命活动和生育繁衍的重要性。

【结语】

本难对肾与命门的关系、命门的位置及作用进行了阐发，认为“左肾右命门”，指出命门主司人体生殖，强调了命门在人体生命活动中的重要性。后世医家对《难经》“命门”理论予以高度重视，在临床运用中发挥了命门学说，促进了中医命门理论的发展及运用。

三十七难

【原文】

三十七難曰：五藏之氣，於何發起，通於何許，可曉以不？

然：五藏者，常上觀[1]於九竅[2]也。故肺氣通於鼻，鼻和則知香臭矣；肝氣通於目，目和則知白黑[3]矣；脾氣通於口，口和則知穀味矣；心氣通於舌，舌和則知五味矣；腎氣通於耳，耳和則知五音矣。五藏不和，则九竅不通；六府不和，則留結為癰。邪在六府，則陽脈[4]不和，陽脈不和，則氣留[5]之；氣留之，則陽脈[6]盛矣。邪在五藏，則陰脈[7]不和，陰脈不和，則血留之；血留之，則陰脈[6]盛矣。陰氣太盛，則陽氣不得相營[8]也，故曰格。陽氣太盛，則陰氣不得相營也，故曰關。陰陽俱盛，不得相營也，故曰關格。關格者，不得盡其命而死矣。

經言：氣獨行於五藏，不營於六府者，何也？

然：氣之所行也，如水之流，不得息也。故陰脈營於五藏，陽脈營於六府，如環之無端，莫知其紀，終而復始，其不覆溢，人氣内温於藏府，外濡於腠理。

【校注】

[1] 上观：向上与诸窍相通应。

[2] 九窍：指目、耳、鼻、口、外阴与外界相通之官窍。目、耳、鼻各两个，口窍与前后二阴合为九窍。前文有"上"字，下文又未论及二阴，此"九窍"当为"七窍"。

[3] 白黑：《难经本义》作"黑白"。

[4] 阳脉：手足三阳经之脉。

[5] 留：稽留。

[6] 阳脉、阴脉：据《灵枢·脉度》，作"阳气""阴气"。

[7] 阴脉：手足三阴经之脉。

[8] 相营：阳气顾护阴气，阴气济养阴气，相互为用，协调平衡。营，合和、济护。

【提要】

论述了五脏与头面诸窍的关系，脏腑阴阳气血运行失常的致病特点。

【译文】

三十七难问：五脏之气是从什么地方发出的？又通向什么地方？可以讲一下吗？

答：五脏之气与头面诸窍是相联系的，故肺气调和通畅，精气上通于鼻，鼻才能闻香臭；肝气调和通畅，精气上通于目，目才能辨别颜色；脾气调和通畅，精气上通于口，口才能品尝五谷之味；心气调和通畅，精气上通于舌，舌才能辨别五味；肾气调和通畅，精气上通于耳，耳才能听闻五音。五脏之气不相调和，头面诸窍失养；六腑作用失常，气血留滞郁结，日久化热，血败肉腐形成痈疡。病邪在六腑则阳脉失调，气机运行不畅，气机郁滞则阳气偏盛。病邪在五脏则阴脉失调，血液瘀积，血液瘀积则阴气偏盛。阴阳之气相互协调、相互为用，阴气太过偏盛致使阳气不能固护阴气，阴阳之气分离，格拒阳气于外，名为格证；阳气太过偏盛阴气不能正常运行，名为关证；阴阳之气都太过偏盛，不能相互为用，则阴阳之气闭阻不通，称作关格；出现关格则病情危重，会危及生命导致死亡。

医经上讲，精气只能运行到五脏，不能运行到六腑，这是为什么呢？

答：精气的运行就像水的流动一样，永不停息地运行着，阴脉的精气运行于五脏，阳脉的精气运行于六腑，如环无端没有起止点，往复循环，不会像水一样溢出脉外。因此，人体的精气在内可以温养脏腑，在外可以濡润肌肤腠理。

【释义】

1. *五脏与头面诸窍相通*　本难认为人体是一个有机的整体，五脏六腑通过经络、气血与外部四肢百骸、皮肉筋骨及头面诸窍都是相互联系的。这个有机整体是以五脏为核心的，五脏能“内阅于上七窍”而各有所主，肺与鼻相通、肝与目相通、脾与口相通、心与舌相通、肾与耳相通。五脏作用正常，气血条畅，精气上荣于头面诸窍。头面诸窍得养，发挥正常的作用，能辨五气、五色、五谷、五味、五音。五脏精气发于五脏。

2. **阴阳气血运行失常则致关格** 本难认为阴阳之气相互协调、相互为用，阴气太过偏盛致使阳气不能固护阴气，阴阳之气分离，格拒阳气于外，称作格证。阳气太过偏盛致使阴气不能济养阳气，阴阳之气分离，闭阻阴气于内，称作关证。阴阳之气都太过偏盛致使不能相互为用，则阴阳之气闭阻不通，称作关格。无论是关证，还是格证，或是关格之证，都说明了人体阴阳之气应该是相互协调、相互为用的，如果阴阳之气不相协调，则会导致关格等相关疾病，甚至危及生命，正如《素问·生气通天论》云：“阴平阳秘，精神乃治；阴阳离决，精气乃绝。”

3. **脏腑气血运行失常致病特点** 五脏主头面诸窍，五脏气血失养，不仅导致五脏本身的病证，而且还可导致所主官窍的作用失常。五脏疾病多导致阴性病邪的产生，如血瘀、湿浊等影响五脏作用的疾病。六腑的特点是以通为用，以滞为病，故六腑疾病多为阳性，如气机阻滞、气血凝滞日久化热、血败肉腐的痈疡等。由于脏腑病证特点不同，导致阴阳之气的偏盛偏衰，致使阴阳失衡，从而导致关格病证的产生。阴阳之气相互为用，阳气固护于外，阴气滋养于内，阴阳相合协调，则人体作用正常。阴阳之气太过亢盛，导致阴阳协调平衡的关系破裂，产生关格病证。格证是阴气过于亢盛，致阳气不能固守阴气，使阴气格阻阳气于外，阴阳之气不能相互交通的病证，即阴盛格阳。关证是阳气过于亢盛，致阴气闭阻于内不能滋养阳气，阳气独盛于外，使阴阳之气不能相互交通的病证，即阳盛闭阴。如果阴阳之气都太过偏盛致使不能相互为用，则阴阳之气闭阻不通，导致阴阳之气相互分离称作关格。

【结语】

本难指出了五脏与头面诸窍的关系，明确了人体是以五脏为核心联系体表四肢百骸、头面官窍的有机整体；阐述了脏腑阴阳气血失常所致病证特点，论述了关格的病机，突出了脏腑阴阳气血失常对人体生命活动的影响。

【医案】

(1) 表兄余兆文之子，年十六，长夏病风热赤肿。医既瘥，双睛得气翳，状如死人目怕看。兄亲往南丰求治，余以祖母至戚，冒暑偕行。视症固怪，且脉亦乱来。问所喜所便，日腹满不思食，唯渴而需饮，小水多。问所见，曰：昼犹夜。因悟医药过甚，邪虽去，而脏气大损，乃以附子理中汤加归、芪，傍晚复处左右合归方与服。翌日风轮下际如新月，清朗逾常。遂依此进药，日开一钱，恰计十五日全清。后又一人，暴得气障，发于昼以补中益气汤，夜八味地黄丸递投十数日，亦好。（清·黄庭镜《目经大成·气翳》）

(2) 曾治程监生，患目痛而涩，红赤无泪，自谓知医，一味清热发散，反羞光怕日，来寓求治。余曰：尊目乃火衰水亏，肝木无养，虚火上炎，若用清热发散则误矣。令服逍遥散吞左金丸二剂以舒肝木，乃与大剂地黄汤加柴、芍，四剂而安。张仲景曰：火眼初起，我有一方最神，止须一剂，可以化为乌有。方用柴胡、白芍、栀子各三钱，茯苓、半夏、羌活各一钱，方名先解汤。未发之先服之更妙，家有患

此证，不为所染。盖郁火既散，外邪无自入矣。此亦与前方同功，余故并录之。（清·齐秉慧《齐氏医案》）

三十八难

【原文】

三十八難曰：藏唯有五，府獨有六者，何也？

然：所以府有六者，謂三焦也。有原氣之别[1]焉，主持[2]諸氣，有名而無形，其經屬手少陽。此外府[3]也，故言府有六焉。

【校注】

[1] 原气之别：三焦具有引导原气输布于全身的作用。别，分离，别支。

[2] 主持：三焦具有掌管人体气机生化的作用。

[3] 外府：不与五脏相配之腑，此处特指三焦。滑寿注："外府，指其经为手少阳而言。盖三焦外有经而内无形。"

【提要】

指出了三焦为六腑之一，论述了三焦的作用。

【译文】

三十八难问：腑与脏是相合的，脏有五个，腑却有六个，这是为什么呢？

答：腑之所以有六个，是因为六腑中还有一个三焦。三焦具有输送元气到达全身主司人体气化的作用，三焦虽然有名称，但是没有实体的形状，在十二经脉中三焦的经脉属手少阳。三焦通行元气，具有腑的特性，但是与五脏没有阴阳表里相合的关系，是五脏相合之外的一个腑；三焦加上与五脏相合的五个腑就是六个，故腑有六个。

【释义】

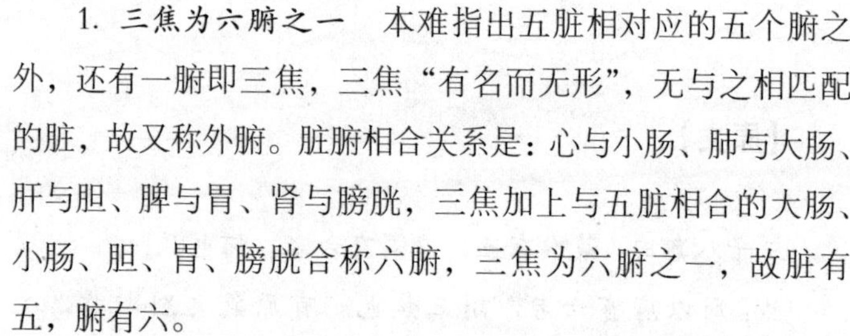

1. **三焦为六腑之一**　本难指出五脏相对应的五个腑之外，还有一腑即三焦，三焦“有名而无形”，无与之相匹配的脏，故又称外腑。脏腑相合关系是：心与小肠、肺与大肠、肝与胆、脾与胃、肾与膀胱，三焦加上与五脏相合的大肠、小肠、胆、胃、膀胱合称六腑，三焦为六腑之一，故脏有五，腑有六。

2. **三焦的作用**　本难指出三焦的作用有两个方面：一是三焦为人体元气运行的通道。人体元气乃肾精所化，经三焦布全身。二是“主持诸气”。三焦有名而无形，又称外腑，可囊括其他脏腑，是脏腑气化的场所，三焦具有通行元气、主持气机生化的作用。

【结语】

本难指出三焦为六腑之一，论述了三焦的作用及脏腑特点。本难对三焦“有名而无形”特点的阐述，引发了后世医家对三焦研究的不断深入，形成了独特的三焦学说，丰富和发展了中医藏象理论。

三十九难

【原文】

三十九難曰：經言，府有五，藏有六者，何也？

然：六府者，正[1]有五府也。五藏亦有六藏者，謂腎有兩藏也。其左為腎，右為命門。命門者，謂精神之所舍[2]也；男子以藏精，女子以繫胞，其氣與腎通，故言藏有六也。

府有五者，何也？

然：五藏各一府，三焦亦是一府，然不屬[3]於五藏，故言府有五焉。

【校注】

[1] 正：疑误，《八十一难经集解》注："按丁锦本'正'作'止'。"

[2] 舍：处所。

[3] 属：脏腑的络属关系。

【提要】

指出了脏有六、腑有五，强调了命门的作用。

【译文】

三十九难问：医经上说腑有五个，脏有六个，这是为什么呢？

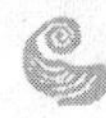

答：所谓的六腑，真正有实体的只有五个。五脏也被认为是六脏，是因为肾脏有两个。左侧是肾，右侧的是命门。命门是人的神气和精气储藏之处，男子的命门封藏生殖之精，女子命门维持胞宫的生长发育。命门与肾相通，具备了脏的特性，可以认为是脏，所以说脏有六个。

腑有五个，这又是为什么呢？

答：五脏各有相合的腑，三焦也是一个腑，但是，三焦没有与之相合的脏，三焦不是一个实体器官，所以说腑有五个。

【释义】

1. **脏有六，腑有五**　本难认为脏有六、腑有五。脏有六，即心、肝、脾、肺各一，肾有二，左肾为肾，右肾为命门，故脏有六；腑有五，即胃、大肠、小肠、胆、膀胱。三焦虽然是一个腑，但没有与之相合的五脏，被称作外腑，故腑有五。

2. **命门的作用**　本难与《难经·三十六难》所述相同，强调了命门的三个作用：一是汇聚神气和精气；二是维护、牵系元气；三是主持生殖。本难还论述了命门与肾的关系，即“其气与肾通”，命门与肾同一形体，虽位置不同左右各异，作用亦有所不同，但是其气相通，均闭藏人体之精，培育先天之元气。

【结语】

本难论述了脏有六、腑有五的道理，以及命门的作用。强调了肾与命门的关系，指出命门“其气与肾相通”。

四十难

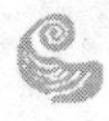

【原文】

四十難曰：經言肝主色[1]，心主臭[2]，脾主味[3]，肺主聲[4]，腎主液[5]。鼻者，肺之候[6]，而反知香臭；耳者，腎之候，而反聞聲，其意何也？

然：肺者，西方金也，金生於巳[7]。巳者南方火也，火者心，心主臭，故令鼻知香臭。腎者，北方水也，水生於申[7]。申者西方金，金者肺，肺主聲，故令耳聞聲。

【校注】

[1] 肝主色：熊宗立注："纪氏曰：肝主色者，谓肝属木而应春，当春物皆有色，故肝主色。" 肝开窍于目，目能视五色，故谓"肝主色"。

[2] 心主臭（xiù 秀）：臭，通"嗅"，气味的总称。

[3] 脾主味：熊宗立注："脾主土而应季夏，味自土生，故脾主味。"

[4] 肺主声：熊宗立注："肺属金而应秋，金之有声，故肺主声。"

[5] 肾主液：熊宗立注："肾主水而应冬，水性濡润，故肾主液。"

[6] 候：征兆。言五脏藏于体内，其征兆见于外。《字

汇·人部》云："候，证候。"

[7] 金生于巳，水生于申：金生于巳位（南方），水生于申位（西方）。叶霖注："或谓此以五行长生之法推之，木长生于亥，火长生于寅，金长生于巳，水长生于申。心主臭，火也，肺金开窍予鼻而有巳火，故能知臭。肺主声，金也，肾水开窍于耳，而内有申金，故能闻声。"

【提要】

论述了鼻、耳的作用及其与五脏的关系。

【译文】

四十难问：医经上说，肝主视五色，心主臭五气，脾主辨五味，肺主发五声，肾主津液的濡润。那么，鼻为肺之窍，是肺的外候，肺主声音反而主嗅闻香臭；耳是肾之窍，为肾的外候，肾主液反而主闻听声音。这是什么道理呢？

答：肺属于西方金，按五行相生规律，金生于巳，巳是南方火，心属火，因为心主嗅，所以使肺之窍鼻有嗅闻香臭的作用。肾属于北方水，按五行相生规律，水生于申，申属西方金，肺属金，因为肺主发声，所以使肾之窍耳有听声音的作用。

【释义】

1. **五脏对色、臭、味、声、液各有专主**　如肝主色，是指五色青、赤、黄、白、黑俱属于肝，下文心主臭、肺主声、肾主液、脾主味之义与此相同。

2. **鼻、耳的作用**　后世对本难鼻、耳作用的阐述主要观点有二：一是以"五行长生"说解释。"五行长生"说与通常所说五行相生的理论有所不同，张世贤《图注难经》认为："以十二支配五脏，即亥子属水，寅卯属木，巳午属火，申酉属金，辰戌丑未属土。但是，相生之法与一般不同，即木长生于亥水，火长生于寅木，金长生于巳火，水长生于申金。土则寄旺四季于辰戌丑未之月，各旺一十八日，万物所知所能皆和长生之势。”本难提出鼻虽为肺窍，但由于金生于巳，肺金作用的动力来源于心火，心本主臭，故鼻主臭。耳虽为肾窍，但由于水生于申，肾水作用的动力来源于肺金，肺本主声，故耳主闻声。二是认为五脏联系五窍是通过气化和经脉相联系，鼻闻香臭是因为心肺同属上焦，气机、经脉相联系，如《素问·五藏别论》云：“五气入鼻藏于心肺，心肺有病，而鼻为之不利也。”耳能闻声是因为肺、肾两者气化作用相通，肾经上连肺经，如叶霖注：“臭者心所主，鼻者肺之窍，心之脉上肺，故令鼻能知香臭也。耳者肾之窍，声者肺所主，肾之脉上肺，故令耳能闻声也。”

3. *五脏所主与九窍*　本难所论五脏所主与《难经·三十七难》所论五脏与九窍关系相联系，既有五脏对五声、五色、五臭、五味、五液的分属，又有五脏的专主，从整体观念出发，说明了五脏藏于体内，其外窍是五脏常与变的征兆表现之处。该理论对中医诊断学具有重要的指导意义。

本难开拓了从五脏治疗官窍病证的思路。官窍疾病除了可以按五脏相应之窍，即“肝开窍于目、心开窍于舌、脾开窍于口、肺开窍于鼻、肾开窍于耳”的一般规律辨证外，还可根据五行长生规律或经络联系从他脏调理。例如，嗅觉失灵之证，除了从肺论治之外，还可以从心论治，即《素问·五藏别论》的“心肺有病，而鼻为之不利也”之义。

【结语】

本难指出了五脏对色、臭、味、声、液各有专主，论述了鼻、耳的作用及其与五脏的关系，对于从五脏着手治疗官窍病证有重要启发。

【医案】

(1) 张友夔壮年，常苦两耳痒，日一作。遇其甚时，殆不可耐，挑剔无所不至，而所患自若也。常以坚竹三寸许截之，拆为五六片，细刮如洗帚状，极力撞入耳中，皮破血出，或多至一蚬壳而后止。明日复然，失血既多，为之困悴。适有河北医士周敏道至，询之，曰：此肾藏风虚，致浮毒上攻，未易以常法治也。宜买透冰丹服之，勿饮酒、啖湿面、蔬菜、鸡、猪之属，能尽一月为佳。夔用其戒，数日痒止，而食忌不能久，既而复作，乃著意痛断累旬，耳不复痒。（清·俞震《古今医案按》）

(2) 魏夫人目翳暴生，从下而起，其色绿，瞳痛不可忍。东垣曰：翳从下而上，病从阳明来也。绿非五色之正，此肾肺合而为病。乃以墨调腻粉合之，却与翳色相同，肾肺为病明矣。乃泻肾肺之邪，入阳明之药为使。既效矣，他日病复作者三，其所从来之经，与翳色各异，因悟曰：诸脉皆属于目，脉病则目从之。此必经络未调，则目病未已也。因视所不调者治之，疾遂不作。（清·俞震《古今医案按》）

四十一难

【原文】

四十一難曰：肝獨有兩葉，以何應也？

然：肝者，東方木也，木者，春也。萬物始生，其尚幼小[1]，意無所親[2]，去太陰[3]尚近，離太陽[3]不遠，猶有兩心[4]，故有兩葉，亦應木葉也。

【校注】

[1] 其尚幼小：徐灵胎注："言物皆生于春，其体皆幼。肝应乎其时，得万物初生之体，非谓春时肝始生也。"

[2] 意无所亲：无特别亲近者。

[3] 太阴、太阳：此指节令。太阴，指冬令；太阳，指夏令。

[4] 两心：言似不专也。肝应春，春去冬不远，离夏也近，介于冬夏之间，恋于冬，倾于夏，如有两颗心。黄竹斋注："肝者，东方木也……去隆冬太阴之时尚近，离首夏太阳之时不远，介乎阴阳之间，不专属乎阴阳而不离乎阴阳。"

【提要】

指出了肝与春木的相应关系，阐述了肝有两叶的道理。

【译文】

四十一难问：肝脏独有两叶，这与自然界哪些事物和现象相对应呢？

答：肝脏属于东方木，木应于春，春时万物开始萌生发芽，由于万物的生长处于幼小阶段，没有特别亲近的事物，春季离冬天较近，距夏天也不远，处于冬季与夏季之间，好似有两心不专属一样，所以肝有两叶，肝之两叶与草木的幼苗、种子等刚抽芽裂开为两叶的现象相应。

【释义】

1. **肝与春木相应**　本难指出肝如东方之木，象征春季万物始生。以五行归类脏腑，肝属木，应于东方，与春季相适应。

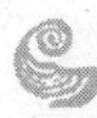

2. 肝有两叶的道理　本难认为肝之两叶与自然春生之气相通，一是比喻春天刚刚离开冬天又接近于夏天，位于两者之间，亦阴亦阳，故为两叶；二是春令时节，万物生机萌动，草木萌芽幼小，像草木刚分裂幼芽一样，分为两叶。本难是《难经》天人相应整体思想的又一体现。

【结语】

本难采用取象比类的方法，论述了肝与春木相应，以及肝有两叶的道理，指出了人体脏腑气化与自然时令相通应。

四十二难

【原文】

四十二難曰：人腸胃長短，受水穀多少，各幾何？

然：胃大[1]一尺五寸，徑[2]五寸，長二尺六寸，橫屈[3]受水穀三斗五升，其中常留穀二斗，水一斗五升。小腸大二寸半，徑八分分之少半[4]，長三丈二尺，受穀二斗四升，水六升三合[5]合之太半[6]。廻腸[7]大四寸，徑一寸半，長二丈一尺，受穀一斗，水七升半。廣腸[8]大八寸，徑二寸半，長二尺八寸，受穀九升三合八分合之一。故腸胃凡長五丈八尺四寸，合受水穀八斗七升六合八分合之一。此腸胃長短，受水穀之數也。

肝重四斤四兩，左三葉，右四葉，凡七葉，主藏魂。心重十二兩，中有七孔三毛[9]，盛精汁三合，主藏神。脾重二斤三兩，扁廣三寸，長五寸，有散膏[10]半斤，主裹血[11]，温五藏，主藏意。肺重三斤三兩，六葉兩耳[12]，凡八葉，主藏魄[13]。腎有兩枚，重一斤一兩，主藏志。膽在肝之短葉間，重三兩三銖[14]，盛精汁三合。胃重二斤二兩，紆曲屈伸[15]，長二尺六寸，大一尺五寸，徑五寸，盛穀二斗，水一斗五升。小腸重二斤十四兩，長三丈二尺，廣二寸半，徑八分、分之少半，左迴疊積[16]十六曲，盛穀二斗四升，水六升三合合之太半。大腸重二斤十二兩，長二丈一尺，廣四寸，徑一寸半，當齊右迴十六曲，盛穀一斗，水七升半。膀胱重九兩二銖，縱廣九寸，盛溺九升九合。

口廣二寸半，唇至齒長九分。齒以後至會厭，深三寸半，大容五合。舌重十兩，長七寸，廣二寸半。咽門重十兩，廣二寸半，至胃長一尺六寸。喉嚨重十二兩，廣二寸，長一尺二寸，九節。肛門[17]重十二兩，大八寸，徑二寸大半，長二尺八寸，受穀九升二合八分合之一。

【校注】

[1] 大：指周长。

[2] 径：指直径。

[3] 横屈：盘曲的意思。徐灵胎注："胃在腹中，其形盘曲而生，故曰横屈。"

[4] 少半：即三分之一。

[5] 合（gě 葛）：古代容量单位，十合等于一升。《汉书·律历志》云："十合为升，十升为斗。"

[6] 太半：即三分之二。

[7] 回肠：指大肠。现代解剖学所称的回肠是指小肠的下段，与此名同实异。

[8] 广肠：指大肠的末段，相当于现代解剖学的乙状结

肠及直肠。

[9] 七孔三毛：张山雷引《列子》云“心之七孔，本是古人习惯之常语”，三毛“不知其何所指矣”。

[10] 散膏：指胰腺。叶霖注：“胰，附脾之物，形长方，重约三四两，横贴胃后，头大向右，尾尖在左，右之大头，与小肠头为界，左之小尾，与脾相接，中有液管一条，由左横右，穿过胰之体，斜入小肠上口之旁，与胆汁入小肠同路，所生之汁，能消化食物，其质味甜，或名之甜肉云。”

[11] 裹血：裹束血液，不使逸出脉外，指脾统血的作用。

[12] 六叶两耳：指肺的大体形态。耳，此指肺尖。

[13] 魄：原作“魂”，据文意改。

[14] 铢：古代计重单位，十黍为一铢，二十四铢为一两。

[15] 纡曲屈伸：将胃的弯曲处伸直，以测量其长度。

[16] 左回叠积：指小肠向左旋转重叠相积。回，旋转；叠积，重叠积累。

[17] 肛门：指肛门和直肠。

【提要】

论述了脏腑的形态结构及作用。

【译文】

四十二难问：人体肠胃的长短，受纳水谷的容量，各有一定的数值吗？

答：胃的周长一尺五寸，直径五寸，长度二尺六寸，盘曲的容量可以容纳水谷三斗五升，其中正常容纳的食物有二斗，水液一斗五升。小肠的周长二寸半，直径八又三分之一分，长三丈二尺，它可容纳谷物二斗四升，水液六升三又三分之二合。回肠的周长四寸，直径一寸半，长二丈一尺，它可容纳谷物一斗，水液七升半。广肠的周长八寸，直径为二寸半，长二尺八寸，它可容纳谷物的糟粕九升三又八分之一合。如上所述，肠胃共长为五丈八尺四寸，合计可以容纳水谷八斗七升六又八分之一合，这便是胃肠的长度和所受纳水谷的总容量。

肝重四斤四两，左叶又分三小叶，右叶又有四小叶，共有七叶，肝主藏魂。心重十二两，有七孔还有三毛，可容纳精汁三合，心主藏神。脾重二斤三两，形状扁平，宽三寸，长五寸，附有散膏半斤，脾有统摄血液、温养五脏的作用，脾主藏意。肾有两枚，重一斤一两，肾主藏志。

胆在肝的短叶间，重三两三铢，胆能容纳精汁三合。胃重二斤二两，迂回曲折的总长度是二尺六寸，周长一尺五寸，直径五寸，胃能容纳食物二斗，水液一斗五升。小肠重二斤十四两，长三丈二尺，阔二寸半，直径八又三分之一分，向左旋转重叠有十六个弯曲，能容纳食物二斗四升，水液六升三又三分之二合。大肠重二斤十二两，长二丈一尺，阔四寸，直径一寸，在脐下向右旋转十六个弯曲，能容纳食物一斗，水液七升半。膀胱重九两二铢，纵阔九寸，贮存尿液九升九合。

口，阔二寸半，从口唇到牙齿的长度是九分，从牙齿向后到会厌的长度是三寸半，容量大约五合。舌重十两，长七寸，宽二寸半。咽门重十两，宽二寸半，从咽门到胃的长度是一尺六寸。喉咙重十二两，阔二寸，长一尺二寸，共有九节。肛门重十二两，周长八寸，直径二又三分之二寸，长二尺八寸，可容纳水谷糟粕为九升二又八分之一合。

【释义】

1. **五脏形态结构及作用**　本难描述了五脏的形态结构，指出了五脏藏五神。本难提出的肝“左三叶，右四叶，凡七叶”，是对《难经·四十一难》“肝独有两叶”内容的补充。本难对肝、胆、肾脏形态的记载与现代医学基本相同。

2. **脏腑器官的重量、尺寸及容积** 本难论述了胃、大肠、小肠、广肠、肝、心、脾、肺、肾、胆、膀胱等脏腑器官的重量、尺寸及容积，补充了喉咙、胆、膀胱、肛门形态和重量，以及胆、膀胱、肛门的容积，该内容是对《内经》脏腑形态及重量记述的重要补充。

3. **胆内藏精汁** 本难认为“胆在肝之短叶间……盛精汁三合”，肝胆部位相近，脉络相连，胆内贮存着精纯、清净的黄绿色液体，并将这种液体称之为“精汁”，解释了《灵枢·本输》将胆称之为“中精之府”的道理，也为胆既是六腑之一又是奇恒之府的划分提供了依据。

4. **脾中囊括胰腺** 文中“散膏”，指的是胰腺；胰，又称“膵”。张锡纯《医学衷中参西录》中云：“古人不名膵而名为散膏，散膏即膵也。为膵之质为胰子，形如膏……故曰散膏，为脾之副脏……散膏与脾为一脏，即膵与脾为一脏也。”胰的主要作用是消化水谷，本难将胰包含在脾内，其作用归属于脾主运化之中，故在临床上胰的病变亦多从脾来论治。中医藏象理论中的脏腑，不单纯是一个解剖学概念，它概括了人体某一脏腑系统的作用及其病变。因此，在藏象理论中，脾的作用不能与解剖学的脾脏等同视之。

5. **首论脾主裹血** 裹，本身有夹杂、充填之义，脉为“血府”，但是，约束血液仅靠脉是不够的，还需要脾气对脉管的充养和充填，只有这样，脉管才能致密、坚固，才能使血行脉中而不逸出脉外。脾之裹血作用与其为后天之本、气血化生之源密不可分。脾气充足，发挥统摄的作用，使血行脉内而不溢出脉外。脾气虚弱失于统摄，可导致各种出血病变，如鼻衄、吐血、便血、尿血、崩漏、紫斑等。

在本难脾主裹血理论指导下，中医临床在治疗上述出血病证时，多用健脾补气之法。脾气健运则气血充足，气能摄血则出血自止，补中益气汤、归脾汤、四君子汤为常用方剂。临床上若见大出血的危重证候，常用大剂量补气药物以摄血，也是脾主裹血理论的具体应用。

本难是中医学的重要古代解剖学文献。根据本难对脏腑形态和重量记载，可知当时对人体内部脏腑的认识已采取了科学又准确的研究手段，虽然其记载的内脏重量由于古今度量衡制度的变革等因素使换算略有出入，但是，本难的数据与现代解剖学研究已非常接近。例如，本难指出脾“扁广三寸，长五寸”，其宽长比例是 3∶5，这与今之解剖学基本符合；对胃肠记载的数据与现代解剖数据也很相近。

【结语】

本难论述了五脏形态结构及作用，以及脏腑器官的重量、尺寸及容积，阐述了胆内藏精汁、脾中囊括胰腺、脾主裹血等理论。本难是重要的古代解剖学文献，丰富了中医学藏象理论内容。

四十三难

【原文】

四十三難曰：人不食飲，七日而死者，何也？

然：人胃中常有留穀二斗，水一斗五升。故平人[1]日再至

圊[2]，一行二升半，日中五升，七日五七三斗五升，而水穀盡矣。故平人不食飲七日而死者，水谷津液俱盡，即死矣。

【校注】

[1] 平人：指气血平和、健康无病的人。

[2] 圊（qīng 青）：厕所。

【提要】

论述了人体如果七日不进饮食就会死亡的道理。

【译文】

四十三难问：人不进饮食到了第七天就会死亡，这是什么道理呢？

答：人的胃中常存留的食物为二斗，水液一斗五升。健康人每天排泄两次大便，每次排便量约二升半，一天中要排出五升，七天就是三斗五升，将体内存留的内容物全部排泄干净了。因此，健康人七天不进饮食物就会死亡，因为水谷所化生的精气和津液都已消耗殆尽，人体断绝了精气的充养，就会死亡。

【释义】

1. 人体不进饮食七日而死的道理　本难将胃肠中受纳、储留水谷量结合日排除量，用大约不食七天时间来进行推算，说明了七日不食水谷而死的道理。常人胃肠中水液为一斗五升，谷为二斗，共计三斗五升，也就是三十五升。每天排出量约为五升，七天共排除三斗五升，这期间包括人体消耗的营养和在代谢过程中产生的粪便。七天内不进饮食物，体内水谷消化俱尽，没有水谷精微补充，人就濒临死亡。七日是个概数，是否七日死亡还要看具体情况，若素体强壮者可能还会再坚持几日，但若仍不补充，任何人都可气血殆尽，脏器衰竭，必不免于死。在两千多年前，用这种科学的推算方法来解释不进饮食七日则死的道理是难能可贵的。结合现今在自然灾害如矿难、海难、地震等情况下，很多人因滴水不进一般七日左右生命就会受到严重威胁。当然也有耐受力强、体质强健者，生命极限会超过七天。

2. **饮食水谷与生命密切相关** 本难以正常人断绝水谷为例，强调了水谷精气在人体的重要性，提示医家诊治疾病时应重视脾胃、重视后天生化之源。《内经》对水谷与人体生命活动关系的论述较本难更为具体，本难与《内经》学术观点一脉相承，是对《灵枢·平人绝谷》内容的进一步论述，并与《素问·平人气象论》所说“平人之常气禀于胃”“人无胃气曰逆，逆者死”的精神实质相一致。

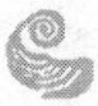

【结语】

本难阐明了人体不进饮食七日而死的道理，指出生命与饮食水谷的密切关系，对临床治疗疾病时，重视脾胃、重视后天生化之源具有重要指导价值。

四十四难

【原文】

四十四難曰：七衝門[1]何在？

然：唇爲飛門[2]，齒爲户門[3]，會厭爲吸門[4]，胃爲賁門[5]，太倉[6]下口爲幽門[7]，大腸小腸會為闌門[8]，下極爲魄門[9]，故曰七衝門也。

【校注】

[1] 七冲门：指消化道中七个关键部位。冲，要冲；门，关卡，关口。

[2] 飞门：指嘴唇像门扇一样可以自由开合。飞，通“扉”，指门扇。

[3] 户门：指牙齿，是饮食物进入人体后遇到的第一道关卡。丁德用注：“齿为户门者，为关键开合，五谷由此推废出入也。”

[4] 会厌为吸门：因会厌是掩盖气管之处，呼吸纳气的枢纽，故为吸门。

[5] 贲门：指胃的上口，食管与胃衔接之处，食物由此奔流而下，故为贲门。贲，通“奔”。

[6] 太仓：胃的别称。因其容积大，能容纳较多的食物，好似一个大粮仓。太，通“大”。

[7] 幽门：指胃的下口与小肠相接。幽，即曲径通幽之意，此指食物由此进入小肠这个弯曲而幽深的管道中。

[8] 阑门：指大小肠接合处。张山雷注：“阑门之阑，故取遮阑之义。此为小肠大肠承接之处，中固有门。”

[9] 魄门：即肛门。魄，通“粕”，水谷糟粕由肛门排出。

【提要】

论述了消化道中七个关键部位，提出了七冲门的概念。

【译文】

四十四难问：人身有七冲门，分别是什么呢？

答：口唇称为飞门，牙齿称为户门，会厌称为吸门，胃的上口称为贲门，胃的下口称为幽门，小肠与大肠的接合处称为阑门，在胃肠道的最下端终极处是魄门，这七个门户是消化道中最重要的部位，故称为七冲门。

【释义】

七冲门的概念、部位及作用 本难首次提出七冲门的概念。认为七冲门是指饮食物从口进入人体到其糟粕从肛门排出体外的全过程中所要经过的七道门户，是水谷受纳、消化、排泄必经之处，主要作用是保证饮食物顺利通降而不上逆。唇为飞门，“飞”，与“扉”相通，即门扇，因口唇像门扇一样开合，故称为飞门，具有保护口齿的作用；齿为户门，“户”，指门户，把守之意，食物入口，必经齿之咀嚼；会厌为吸门，会厌是食管和气管相会之处，既是食物下达食管的必经之处，又是呼吸气体的门户；胃是受纳饮食水谷之所，故称太仓，胃之上口称为贲门，胃的下口与小肠的上口相接之处为幽门，贲门和幽门是胃的门户，贲门是食物入胃的关口，幽门是胃中腐熟的饮食物入小肠的关口；阑门是小肠的下口和大肠的上口相连接之处，“阑”，即遮拦，指食物中的精微物质在此处得到阻拦，因而得名；魄门指肛门，是消化道的末端，故本难称为“下极”，魄与“粕”通，魄门是排泄糟粕的门户，魄门的作用正常与否与五脏关系密切，故《素问·五藏别论》云：“魄门亦为五脏使。”七冲门之间在功能上既分工又协作，其中任何一部位发生病变，均会影响到饮食物的受纳、消化、吸收和排泄。

七冲门理论是《难经》对中医藏象理论的又一重要贡献。本难所述为后世运用六腑“以通为用”“以降为顺”等理论奠定了基础，至今仍有重要的临床实用价值。

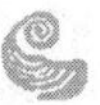

【结语】

本难首次提出“七冲门”的概念，论述了“七冲门”的部位及作用。七冲门理论是《难经》首创，为后世六腑“以通为用”“以降为顺”等理论的临床应用奠定了基础。

四十五难

【原文】

四十五難曰：經言八會[1]者，何也？

然：府會太倉[2]，藏會季脅[3]，筋會陽陵泉[4]，髓會絶骨[5]，血會鬲俞[6]，骨會大杼[7]，脈會太淵[8]，氣會三焦外，一筋直兩乳内[9]也。熱病在内者，取其會之氣穴[10]也。

【校注】

[1] 八会：指人身脏、腑、气、血、筋、脉、骨、髓八者的会穴。会，汇聚之意。

[2] 太仓：此指中脘穴。中脘穴在上腹部，脐中上四寸，前正中线上。

[3] 季胁：此指章门穴。季胁本是胁软肋部的统称。章门穴属足太阴脾经，在侧腹部，当第十一游肋骨游离端的下际。滑寿注：“季胁，章门穴也，在大横外，直脐季胁端，为脾之募，五脏取禀于脾，故为脏会。”

[4] 阳陵泉：此指阳陵泉穴。阳陵泉穴属足少阳胆经，在膝外侧，股骨外上髁后上缘，股二头肌腱与髂胫束之间的凹陷中。滑寿注："足少阳之筋，结于膝外廉，阳陵泉也，在膝下一寸外廉陷中；又胆与为配，肝者筋之合，故为筋会。"

[5] 绝骨：此指悬钟穴。悬钟穴属足少阳胆经，在小腿外侧，外踝尖上 3 寸，腓骨前缘处。

[6] 鬲俞：此指膈俞穴。膈俞穴属足太阳膀胱经，在背部，第七胸椎棘突下缘，后正中线旁开 1.5 寸处。

[7] 大杼（zhù 柱）：此指大杼穴。大杼穴属足太阳膀胱经，在背部，第一胸椎棘突下缘，后正中线旁开 1.5 寸处。张世贤注："诸骨自此擎架，往下支生，故骨会于大杼也。"

[8] 脉会太渊：此指太渊穴。太渊穴属手太阴肺经，在腕前外侧，桡骨茎突和手舟骨之间，拇长展肌腱尺侧凹陷中。

[9] 两乳内：此指膻中穴。膻中穴属任脉，在前胸部，横平第四肋间隙，前正中线上。

[10] 气穴：即腧穴。

【提要】

论述了八会穴的概念及作用。

【译文】

四十五难问：医经上所说的八会穴，指的是什么呢？

答：六腑之气会聚于中脘穴，五脏之气会聚于章门穴，筋之气会聚于阳陵泉，髓之气会聚于绝骨穴，血之会在鬲俞穴，骨之精气会聚于大杼穴，脉气会聚于太渊穴，气之会在膻中穴。凡由热邪所引起的体内病变，都可以取其所会聚的

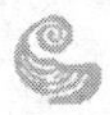

腧穴进行治疗。

【释义】

1. 八会穴的概念　本难指出八会穴是腑、脏、筋、髓、血、骨、脉、气八种精气会聚处的八个穴位的统称。它们会聚的部位称“会之气穴”，后世简称八会穴。腑之精气会在太仓，又名中脘，是胃之募穴，是六腑精气汇集在胸腹部的腧穴，属阴，是阳病行阴的重要处所，主治腑病。五脏之精气会聚在季胁部的章门穴，是脾的募穴，也是肝经与胆经交会穴，主治脏病或相交经的病证，如腹胀、腹泻、腹痛、胁痛、痞块。筋之精气会聚在阳陵泉，其位膝下外侧，当腓骨长、短肌中；合《素问·五藏生成》“诸筋者，皆属于节”之义，亦与现代研究的经络含神经、血管的观点不悖。主治筋病，如下肢痿痹等。髓之精气会于绝骨，又名悬钟，属足少阳胆经。少阳主骨，骨之精为髓，髓充养骨，亦主治下肢痿痹诸证。血之精汇于膈俞，是足太阳膀胱经穴位，正当心俞之下，肝俞之上，心主血脉，肝藏血，气血交汇之处，主治血证，或热病汗不出。骨之精会于大杼穴，也是手足太阳经的交会穴，足太阳膀胱经乃足少阴之表，肾主骨，故为骨会。脉之精会于手太阳脉之太渊穴，手太阳脉属肺，肺朝百脉，故为脉之会。气之会在膻中，《灵枢·海论》云“膻中者，为气之海”主治气病。总之，热病在内，治取诸会之穴，攻邪泻热则愈。

2. 八会穴的作用　本难指出八会穴可以治疗热病。八会穴属十四经中具有特殊治疗作用的腧穴，是人体气、血、筋、骨、髓、脉、脏、腑等精气聚会之处。在临床实际应用时，不局限于热病，每穴都能治疗相关脏腑的病证，如筋病取筋之会穴阳陵泉，脉病取脉之会太渊，腑病可取腑之会中脘穴等。兹将八会穴的名称、取穴法及主治病证归纳

如表8。

表8　八会穴名称、主治病证及取穴部位表

八会	腧穴	主　治	取穴部位
脏会	章门	腹胀，泄泻，胁痛，痞块	在侧腹部，当第十一游肋骨游离端的下际
腑会	中脘	胃痛，呕吐，吞酸，腹胀，泄泻，黄疸，癫狂	在上腹部，脐中上4寸，前正中线上
气会	膻中	咳嗽，气喘，胸闷，心悸，乳少，呕吐，噎膈	在前胸部，横平第四肋间隙，前正中线上
血会	膈俞	咳嗽，气喘，呕吐，噎膈，呃逆	在背部，第七胸椎棘突下缘，后正中线旁开1.5寸
筋会	阳陵泉	胁痛，口苦，呕吐，黄疸，下肢痿痹，脚气，小儿惊风	在膝外侧，股骨外上髁后缘，股二头肌腱与髂胫束之间的凹陷中
脉会	太渊	咳嗽，气喘，胸痛，咳血，咽喉肿痛，腕臂痛，无脉症	在腕前外侧，桡骨茎突和手舟骨之间，拇长展肌腱尺侧凹陷中
骨会	大杼	咳嗽，发热，项强，肩背痛	在背部，第一胸椎棘突下缘，后正中线旁开1.5寸
髓会	绝骨（即悬钟穴）	项强，胸胁胀满，下肢痿痹，脚气，咽喉肿痛，痔疮	在小腿外侧，外踝尖上3寸，腓骨前缘

后世医家将八会穴灵活应用于临床取得较好的疗效，并受到历代医家的重视。例如，针刺或艾灸中脘穴，是治疗胃脘痛的首选穴位；胸胁疼痛首选章门穴；针刺或艾灸阳陵泉和绝骨穴，治疗风湿痹痛有显效；膈俞穴是治疗诸种血证的要穴；膻中穴是治疗各种气病如胸闷不舒、咳嗽气喘等的首选穴；大杼穴是骨之所会，治疗小儿麻痹的上肢瘫痪等症有较好效果。“脉会太渊”，全身脉气皆会聚于太渊穴，因而

这一观点便成为诊脉独取寸口的重要原理之一，在临证上太渊穴也是治疗无脉症的主要穴位。

【结语】

本难指出了八会穴的概念，阐明了八会穴的作用。八会穴是脏、腑、气、血、筋、脉、骨、髓之精气所聚会的八个腧穴，为《难经》首创，受到后世医家的重视，将之应用于临床有显著疗效。

四十六难

【原文】

四十六難曰：老人卧而不寐[1]，少壯[2]寐而不寤者，何也？

然：經言少壯者，血氣盛，肌肉滑，氣道通，榮衛之行不失於常，故晝日精[3]，夜不寤。老人血氣衰，肌肉不滑，榮衛之道澀，故晝日不能精，夜不得寐也。故知老人不得寐也。

【校注】

[1] 卧而不寐：《难经本义》作“寤而不寐”。寤，清醒，睡醒；寐，熟睡，《说文》云：“寐，卧也。”

[2] 少壮：十八岁以下为“少”，三十岁为“壮”。

[3] 精：精神清爽、饱满之义。

【提要】

论述了睡眠与营卫循行的关系。

【译文】

四十六难问：老年人虽卧但难以入睡，少壮之人则能熟睡而不容易醒，这是为什么呢？

答：医经上说，少壮之人，气血旺盛，肌肉滑利，气道通畅，营卫之气运行正常，所以在白天精力充沛，精神清爽，夜间能熟睡而不易醒；老年人气血已衰，肌肉不滑利，气道也不畅通，所以在白天精神不清爽，夜间也不能熟睡。由此可知，老年人在夜间不能熟睡的原因了。

【释义】

1. **睡眠与营卫循行的关系**　本难以老人不寐与少壮易寐为例，说明睡眠与营卫运行及气血盛衰的密切关系。少壮之人，血气充盛，肌肉丰满，营卫之气运行正常，营行脉中，卫行脉外，昼行阳二十五度，夜行阴亦二十五度。卫气白天行阳分，故白天精力充沛而不困倦；卫气夜间行阴分，故夜间熟睡而不易醒。老年人，血气虚衰，肌肉枯萎松弛，气血运行之道涩滞不畅，营卫之气不能循常规而行，白昼卫气不能按时出于阳分，故精神萎靡欲寐；夜里卫气不能及时入于阴分，故难以入睡，又易醒。

调和营卫是调治失眠或多寐的主要原则之一。睡眠与营卫昼夜运行节律密切相关，营卫失和，运行失序，会导致睡眠障碍，表现为失眠或多寐，对于营卫失调所致睡眠节律紊乱病证的治疗，《内经》十三方中的半夏秫米汤首开调和营卫治疗失眠之先河，张仲景所创的桂枝汤系列方也是调和营卫法的应用实例，《金匮要略》用桂枝龙骨牡蛎汤治疗男子遗精、女子梦交，后世则用于治疗神经衰弱、失眠多梦等病证，常获得较好疗效。

2. **营卫之气的运行规律** 营气循行规律是沿着十二经脉流注之序，一昼夜运行人身五十周次。卫气的运行规律是日行于阳二十五周次，夜行于阴二十五周次，一昼夜运行人身五十周次。营卫之气在一昼夜各自运行五十周次之后，于夜半子时大会于手太阴肺经。卫气昼行于阳，则阳分的卫气充实，阳主动、主兴奋，故在一般情况下，人在白昼精力充沛，精神清爽而少寐；卫气夜间行于阴分，人在夜间目瞑就寝，安卧熟睡。所以，《灵枢·口问》云："卫气昼日行于阳，夜半则行于阴，阴者主夜，夜者主卧。"

历代医家对不寐的治疗多有心得，有以心脾两虚治之者，方用归脾汤；有以阴虚火旺治之者，方选黄连阿胶汤；有以心肾不交辨治者，方用交泰丸合天王补心丹或合六味地黄丸；有以肝郁血虚而辨治者，可用酸枣仁汤加柴胡，或丹栀逍遥散加夜交藤、珍珠母、柏子仁等治之；有以心胆气虚而辨治者，方选安神定志丸，或温胆汤加味；有以胆郁痰扰辨治者，可用清火涤痰汤治之；还有以胃气不和而辨治者，方用保和丸或越鞠丸、调胃承气汤加减化裁；亦有营卫不和而失眠者，可用仲景桂枝加龙骨牡蛎汤化裁。例如，明代李中梓对本病的论述颇为具体、实用，《医宗必读》中云："愚按《黄帝内经》及前哲诸论，说考之而知不寐之故，大约有五：一曰气虚，六君子汤加酸枣仁，黄芪；一曰阴虚，血少心烦，酸枣仁一两，生地黄五钱，米二合，煮粥食之；一曰痰滞，温胆汤加南星、酸枣仁、雄黄末；一曰水停，轻者六君子汤加菖蒲、远志、苍术，重者控涎丹；一曰胃不和，橘红、甘草、石斛、茯苓、半夏、神曲、山楂之类。大端虽五，虚实寒热，互有不齐，神而明之，存科其人耳。"

【结语】

本难阐述了睡眠与营卫循行的关系，指出了营卫之气的运行规律，提示了调和营卫是调治失眠或多眠的重要方法之一，该理论对于临床治疗失眠或多眠等病证有重要指导意义。

【医案】

韩飞霞谓黄连、肉桂能交心肾于顷刻，震泽毛慎夫茂才元勋，尝用之而奏效。某年四十余，因子女四人痧痘连绵，辛勤百日，交小暑后，忽然不寐，交睡则惊恐非常，如坠如脱，吁呼不宁，时悲时笑。毛诊之，谓由卫气行于阳，不得入于阴，乃心肾不交之症，用北沙参、生地、麦冬、当归、远志、炙草、白芍、茯神、川连二分，肉桂一分，以长流水扬之万遍为甘澜水。先煮秫米一两，去渣，将汤煎药，服之全愈。毛居黎里镇，读书三十年，中岁行道，名著一时。(清·陆以湉《冷庐医话》)

四十七难

【原文】

四十七難曰：人面獨能耐寒者，何也？

然：人頭者，諸陽之會也。諸陰脈[1]皆至頸、胸中而還，獨諸陽脈[2]皆上至頭耳，故令面耐寒也。

【校注】

[1] 诸阴脉：指手、足三阴经。

[2] 诸阳脉：指手、足三阳经。

【提要】

论述了人的面部能耐受寒冷的道理。

【译文】

四十七难问：为什么唯独人的面部能耐受寒冷呢？

答：因为人的头部是手足阳经会聚的部位。手、足三阴经都是循行到颈部和胸部就返回不再向上循行了，只有手、足三阳经能上行到头部，故人的面部能够耐受寒冷。

【释义】

1. *面部耐受寒冷的道理*　本难指出人体头部是手足三阳经脉会聚之处，阳脉行阳气，阳气主温煦；阴脉行阴气，阴气主寒凉，而阴脉皆至颈部或胸部即返回上肢或止于胸中，唯有阳脉全部上行到头面部，发挥温煦的作用，所以面部能够耐受寒冷。

《灵枢·邪气藏府病形》亦云："诸阳之会，皆在于面……首面与身形也，属骨连筋，同血合于气耳。天寒则裂地凌冰，其卒寒或手足懈惰，然而其面不衣，何也？岐伯答曰：十二经脉，三百六十五络，其血气皆上于面而走空窍，其精阳气上走于目而为睛，其别气走于耳而为听，其宗气上出于鼻而为臭，其浊气出于胃、走唇舌而为味。其气之津液皆上熏于面，而皮又厚，其肉坚，故天气甚寒不能胜之也。"指出天气虽然寒冷，但头面部裸露的话却不被冻伤，是由于阳气可通过经脉上注于头面，使头面部气血充盛，故头面部较身体其他的部位更耐寒。

2. *头为诸阳之会*　本难根据经脉循行提出了"头者，诸阳之会也”的观点。经脉在头面部的循行规律为：阳明经行于颌面部、额部；少阳经循行于头的两侧；太阳经分布于面颊、头顶、头后和项部。此外，被称为“阳脉之海”的督脉从项过头顶止于上唇；阳蹻脉、阳维脉亦上行于头面，正如《灵枢·逆顺肥瘦》云：“手之三阴，从脏走手；手之三阳，从手走头；足之三阳，从头走足；足之三阴，从足走腹。”即手阳明、手少阳、手太阳经分别从示指、环指、小指上行至头，在鼻旁、目外眦、目内眦交足阳明、足少阳、足太阳经。据此，《难经》提出了“头者，诸阳之会”的著名观点。

“头者，诸阳之会”的观点，对后世医家影响很大，很多医家以此理论为基础，在临床应用中多有发挥。张仲景在《伤寒杂病论》中首创头痛分经论治，认为太阳、阳明、少阳、厥阴病均有头痛的表现，因三阳经具上行于头，足厥阴肝经会于巅，因此邪客诸经，循经上逆，导致头痛发作。并根据其证候差异提出不同治法，如用承气汤治阳明头痛、吴茱萸汤治厥阴头痛、小柴胡汤治少阳头痛。宋代陈言在《三因极一病证方论·头痛证治》中指出，头痛连及头顶、后项枕部者，为太阳头痛，治用川芎茶调散或芎芷石膏汤；前额及眉棱骨处痛者，为阳明头痛，方用苍耳子散加减；头部两侧作痛，为少阳头痛，方用小柴胡汤加减治疗。清代医家唐容川在《医学见能》中指出，治太阳头痛，用加味败毒散以宣散止痛；治阳明头痛，用升麻葛根汤以清泻阳明；少阴头痛，以加味白通汤温阳止痛，均为“头为诸阳之会”理论在临床的具体运用。

【结语】

本难阐述了“人面独耐寒”的道理。提出“头者，诸阳之会”的观点，阳气充盛则气血充足，故邪不能胜，亦不能侵。

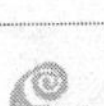
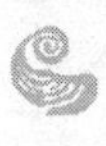

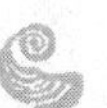

【医案】

薛憎寒发热头痛，脑如雷鸣，一夕顶发块瘰甚多，延及项后，都成疙瘩。俗医以为外症，用敷药罔效。诊其脉浮大，审知为雷头风，按东垣先生论此症状，类伤寒，病在三阳，不可过用寒凉重剂，诛伐无过，故刘河间立清震汤治之。用升麻三钱，苍术（米泔浸，炒）四钱，青荷叶一枝，薄荷三钱，如法，二服立消。此痰火上升，故成结核肿痛。用苍术除湿痰，薄荷散风火，升麻、荷叶引入巅顶，升发阳气，自得汗而肿消。（清·林珮琴《类证治裁》）

四十八难

【原文】

四十八難曰：人有三虚三實，何謂也？

然：有脈之虛實，有病之虛實，有診[1]之虛實也。脈之虛實者，濡者為虛，紧牢者為實[2]；病之虛實者，出者為虛，入者為實[3]；言者為虛，不言者為實[4]；緩者為虛，急者為實[5]。診之虛實者，濡者為虛，牢者為實，癢者為虛，痛者為實[6]；外痛内快[7]，為外實内虛；内痛外快，為内實外虛，故曰虛實也。

【校注】

[1] 诊：指症状。徐灵胎注："诊，候也，证也。"

[2] 濡者为虚，紧牢者为实：脉象细软无力者，为气血两虚；脉象坚紧有力者，为邪气盛实。濡，软也。

[3] 出者为虚，入者为实：本句有两解，一种认为内伤脏腑之病为虚证，外邪自外伤人而传内者为实证。滑寿注："出者为虚，是五藏自病，由内而之外，东垣家所谓内伤是也。入者为实，是五邪所伤，由外而之内，东垣家所谓外伤是也。"另一种认为精气外耗为虚，邪气内结为实。徐灵胎注："出，谓精气外耗，如汗、吐、泻之类，凡从内出者是。入，谓邪气内结，如能食便闭、感受风寒之类，凡从外入者皆是。"

[4] 言者为虚，不言者为实：久病神清能言者，是虚证；邪气郁闭，神昏不语者，是实证。

[5] 缓者为虚，急者为实：本句有两解。其一，是指疾病来势缓的多属虚证，来势急骤的多属实证。徐灵胎注："缓，病来迟也。正气夺而邪气微，则病渐深。急，病来骤也。正气未漓而邪气盛，则病疾速也。"其二，是指通过皮肤、筋肉的迟缓与紧张来判断疾病，皮肤松弛为虚证，皮肤紧张为实证，如杨玄操注："皮肉宽缓，皮肤满急也。"

[6] 痒者为虚，痛者为实：气血亏虚，肌肤失养导致瘙痒者是虚证，气血壅滞不通导致疼痛者为实证。

[7] 快：舒畅、舒适。此指用手按压患处，疼痛缓解。

【提要】

论述了脉、病、诊之三虚三实。

【译文】

四十八难问：人体疾病有三虚三实，指的是什么呢？

答：脉象有虚实，病证有虚实，症状也有虚实。脉象的虚实是指细软无力的脉属虚，沉实有力的牢脉为实。病证的虚实是指吐、泻、失血等精气由内外出的病证属虚证，外邪入里病证的多属实证。病久神清能言的属虚证，邪气郁闭神昏不言的属实证；疾病来势缓的属虚证，病势急骤的属实证；症状的虚实是指按诊中，凡按之柔软的病证为虚，按之坚硬的病证属实；有瘙痒症状的病证属虚，有疼痛症状的病证属实；用手按压时浅按疼痛而深按舒适的病证，属于外实内虚；用手按压时深层疼痛而表浅层舒适的病证，属于外虚内实。所以说，疾病有虚证，也有实证。

【释义】

三虚三实的概念　本难提出的三虚三实，是指脉之虚实、病之虚实、诊之虚实。

脉之虚实，脉象既可反映正气的盛衰，又可反映邪气强弱。脉来迟滞软弱无力者为虚，是正气不足的表现；脉来急弦长有力者为实，是气血充足、邪气较盛、正邪交争的表现。故曰："濡者为虚，紧牢者为实。"此与《素问·通评虚实论》"邪气盛则实，精气夺则虚"的精神实质相同。

病之虚实，包括疾病的传变、表现及病势三个方面。在疾病传变方面，"出者为虚，入者为实"，七情内伤，病发于脏，日久耗伤体内精气，由内及外，故曰"出者为虚"；外感六淫邪气，病多发于表，多属邪气亢盛，正气不致大虚，由外至内，故曰"入者为实"。在言语变化方面，"言者为虚，不言者为实"，慢性疾病，或病情轻浅，或久病正虚，邪正斗争不甚激烈，尚未影响神明，无言语障碍者，多为虚证；外感邪气内陷五脏，病情较急，邪盛郁结，致神志不清而丧失语言能力者，多属实证。在病势发展方面，"缓者为虚，急者为实"，慢性疾病大多发病较缓，又因其日久不愈，正气多虚，故曰"缓者多虚"；急性病，发病较急且变化快，因时间短暂，正气不致大伤，故曰"急者为实"。

诊之虚实，是指患者自觉症状的虚实，主要包括“痛”和“痒”两个方面。痒，多因局部气血虚衰，不能营养肌肤所致，故曰“痒者为虚”。痛，多因邪气积聚，营卫不得运行所致，故曰“痛者为实”。其中，外部痛甚，而内部相对舒适者，为邪气聚于外而不在于内，故曰“外痛内快，为外实内虚”；内部痛甚，而外部相对舒缓者，为邪气聚于内而不在于外，故曰“内痛外快，为内实外虚”。与“痒”相对而言，“痛”均为实，所谓“内虚”“外虚”，是指“内”或“外”均有实邪，并非指正气不足。

虚实理论，早在《内经》就有论述，如《素问·通评虚实论》中提出了虚实的概念：“邪气盛则实，精气夺则虚。”此理论一直被认作是“虚”“实”的经典定义，为历代医家所遵循。此处“邪气”，指六淫及气滞、瘀血、痰饮、积食、诸虫等；“精气”，即正气，包括营卫、宗气、脏气、经气及精、血、津液、神等。一般认为邪气方盛，正气未衰，邪正抗争剧烈，故脉、症、体征等均表现为有余之象，此为实证；精气脱失，正气亏损，无力抗邪，故脉、症、体征等出现不足的特点，此为虚证。本难从脉象、证候、体征等方面举例说明如何辨别虚实证候，为中医诊断学的发展做出了贡献。

后世对病证虚实的认识，主要观点有四：一是从主次关系辨虚实。认为实是以邪气亢盛为主的一种病机状态，虚是以正气不足为主的一种病机状态。二是从对邪气反应的强弱辨虚实。认为凡体质壮实，抗病力强，对邪气有较强烈反应者属实；凡正气不足，脏腑作用减退，抗病力低下，对邪气反应弱者为虚。三是综合邪正的力量对比论虚实。认为“实”虽然显示邪气亢盛，但正气并未虚衰，是邪正俱盛的状态；所谓“虚”，则表现为正气对邪气抗争无力，病证反应不足。四是单就邪气的有无论虚实。认为凡有邪气的存在，无论其微与盛，皆为实；凡无邪气存在，无论是精亏、气虚、血少，还是属气属血，在脏在腑，皆为虚。

在临床表现上，虚证常见如面色淡白或者萎黄，精神萎靡，身疲乏力，心悸气短，隐痛喜按，形寒肢冷，自汗，大便滑脱，小便失禁，或五心烦热，骨蒸劳热，午后低热，消瘦，颧红，盗汗，咽干，舌淡胖嫩，或舌红少津少苔，脉虚沉迟，或脉虚细数等症状。实证的表现根据邪气的性质及所在的部位的不同，其表现不一，常见的症状如发热，疼痛拒按，胸脘胀闷，烦躁，甚或神昏谵语，呼吸气粗，大便秘结，或下利，里急后重，小便不利或淋沥涩痛，舌质苍老，舌苔厚腻，脉实有力等。临床运用时，应当谨慎地辨别病证之虚实。

【结语】

本难从脉之虚实、病之虚实、诊之虚实三个方面举例阐明了虚实的概念，丰富了中医学的虚实辨证理论，为临床辨别虚实病证提供了重要理论依据。

【医案】

杨冬月办公，夜半猝倒榻下，不省人事，身热痰壅，口歪舌强，四肢不收，脉左虚涩，右浮滑。先用姜汁热挑与之，痰顿豁。暂用疏风化痰药宣通经隧，神识渐清，右体稍能转侧，但左体不遂，语言模糊。症属真阴素虚，以河间地黄饮子，去桂、附、巴戟，加杞子、牛膝俱酒蒸、木瓜、何首乌。数十服，诸症渐退，稍能步履，惟左手不随。前方加桂枝、姜黄数剂，左腋时时微汗，不一月，左手如常。（清·林珮琴《类证治裁》）

四十九难

【原文】

四十九難曰：有正經自病[1]，有五邪[2]所傷，何以別之？

然：經言憂愁思慮則傷心；形寒飲冷則傷肺；恚[3]怒氣逆，上而不下則傷肝；飲食勞倦則傷脾；久坐濕地，强力入水[4]則傷腎。是正經之自病也。

何謂五邪？

然：有中風[5]，有傷暑，有飲食勞倦，有傷寒，有中濕。此之謂五邪。

假令心病，何以知中風得之？

然：其色當赤。何以言之？肝主色，自入為青，入心為赤，入脾為黄，入肺為白，入腎為黑。肝為心邪，故知當赤色也。其病身熱，脅下滿痛，其脈浮大而弦。

何以知傷暑得之？

然：當惡臭[6]。何以言之？心主臭[7]，自入為焦臭，入脾為香臭，入肝為臊臭，入腎[8]為腐臭，入肺為腥臭。故知心病傷暑得之，當惡臭[9]。其病身熱而煩，心痛，其脈浮大而散。

何以知飲食勞倦得之？

然：當喜苦味也。虛為不欲食，實為欲食。何以言之？脾主味，入肝為酸，入心為苦，入肺為辛，入腎為鹹，自入為甘。故知脾邪入心，為喜苦味也。其病身熱而體重，嗜卧，四肢不收[10]，其脈浮大而緩。

何以知傷寒得之？

然：當譫言妄語。何以言之？肺主聲，入肝為呼，入心為言，入脾為歌，入腎為呻，自入為哭。故知肺邪入心，為譫言妄語也。其病身熱，洒洒[11]惡寒，甚則喘咳，其脈浮大而澀。

何以知中濕得之？

然：當喜汗出不可止。何以言之？腎主濕[12]，入肝為泣，入心為汗，入脾為涎[13]，入肺為涕，自入為唾。故知腎邪入心，為汗出不可止也。其病身熱，而小腹痛，足脛寒而逆，其脈沉濡而大。此五邪之法也。

【校注】

[1] 正经自病：指十二经脉内连的脏腑直接发病，并非由其他脏腑传变而来。正经，指手足三阴三阳十二经脉。自病，指邪气直接伤及脏腑致病。

[2] 五邪：指风、寒、暑、湿及饮食劳倦五种致病因素。

[3] 恚（huì 会）：恼怒。

[4] 强力入水：强力，指用力太过。滑寿注："肾主骨而属水，故用力作强，坐湿入水则伤肾。"丁德用注："肾主腰，腰者肾之府。久坐则肾气不得宣行，故损也。肾穴在足心底，名曰涌泉，久处湿地入水，故有损也。强力者务快其心，强合阴阳，故伤其肾也。"

[5] 中风：即伤风，被风邪所伤。

[6] 臭：疑作"焦臭"。《难经经释》云："按：臭字上以下文推之，当有'焦'字。"虞庶注："心，火也。火之化

物，五臭出焉。”

[7] 心主臭：指心主管对香、焦、腥、腐、臊气的嗅闻。臭，同“嗅”，嗅闻。

[8] 肾：原作“肝”，据《难经本义》改。

[9] 当恶臭：据下文，应为“当恶焦臭”。指心脏有病，厌恶焦糊的气味。

[10] 四肢不收：指四肢倦怠无力，难以屈伸。

[11] 洒洒：恶寒貌。

[12] 肾主湿：指肾主水液的作用。徐灵胎注：“按：四十难云：‘肾主液’，液亦湿类也。”

[13] 涎：原作“液”，据《难经本义》改。

【提要】

论述了正经自病与五邪所伤。

【译文】

四十九难问：疾病的形成，有十二经脉自病的，有五邪所伤致病的，怎样区别呢？

答：经书上说，过度忧愁思虑，则伤心；形体外感寒邪或饮食寒凉，则伤肺；过度恼怒，气机上逆，升发过度而不下行，则伤肝；饮食不节、过度劳累，则伤脾；久坐潮湿之地，或者房事过度后，入水淋浴则伤肾。这就是脏腑十二经脉的发病情况。

什么是五邪发病呢？

答：有感受风邪而病的，有伤于暑邪而病的，有因饮食和劳倦所伤而病的，有感受寒邪而病的，有感湿邪而病的。这就是五邪发病。

如果心经发生了病变，根据什么知道是感受风邪而得心病的呢？

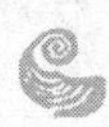

答：患者面色应为红色。为什么会出现这种症状呢？肝主五色，当邪气侵入肝本脏，就会表现面青，如果邪气侵入于心则面红，侵入于脾则面黄，侵入于肺则面白，侵入于肾则面黑。伤肝的风邪传入于心，所以面色当红，还可以兼见发热和胁胀疼痛，脉象也会出现浮大的心脉和肝的弦脉。

根据什么知道是伤于暑邪而患心病的呢？

答：患者表现为厌恶闻焦味。为什么会出现这种症状呢？这是因为心脏有主嗅闻五气的作用，故可以从嗅闻气味的异常表现方面察知五脏受病情况。病邪侵入于心本脏则表现为恶闻焦气，病邪侵入于脾则恶闻香气，侵入于肝则恶闻臊气，侵入于肾则恶闻腐气，侵入于肺则恶闻腥气。因此，心经被暑邪所伤而得病，就会有厌恶闻焦气还伴有发热及烦躁、心痛出现浮大而散的脉象等表现。

根据什么知道是饮食不节、劳倦过度患的心病呢？

答：患者表现为喜食苦味。为什么会有这样的症状呢？因为脾主五味的喜恶，故可从患者对味的喜恶来察知五脏患病的情况。病邪侵入肝，患者就会喜食酸味；侵入心，患者就会喜食苦味；侵入肺，患者就会喜食辛味；侵入于肾，患者就会喜食咸味；侵入于脾本脏，患者就会喜食甘味。因此，当脾的邪气侵入于心，患者就会有喜食苦味的症状表现，还可以见到发热、身体困重、嗜卧和四肢乏力、不能随意运动等症状，以及出现浮大而缓的脉象。

根据什么知道是感受寒邪而患的心病呢？

答：患者应当有语言错乱的症状。为什么会有这样的症状呢？因为肺主五声，故可以从患者的声音方面察知五脏的发病情况。当病邪侵入肝，患者就会高声呼叫；侵入于心，患者就会有语言错乱；侵入于脾，患者就会有不由自主的歌唱；侵入于肾，患者就会呻吟；侵入于肺本脏，患者就会哭泣。因此，当肺脏的病邪侵入于心脏，患者就会有语言错乱，还可以见到发热、寒战或怕冷，甚至气喘、咳嗽，脉象浮大而涩等表现。

根据什么知道是湿邪所伤而患的心病呢？

答：患者当有汗出不止的症状。为什么会有这样的症状呢？因为肾主五液，故可从五液的变化方面来察知五脏的发病情况。当病邪侵入于肝，患者就会有流泪的症状；侵入于心，患者就会有出汗的症状；侵入于脾，患者就会有流涎的症状；侵入于肺，患者就会有流涕的症状；侵入于肾本脏，患者就会有多唾的症状。因此，当肾的病邪侵入于心，患者就会有汗出不止的症状特点，还可以见到发热、少腹疼痛、下肢厥冷，脉象沉濡而大等表现。以上即是诊察五邪致病的常规方法。

【释义】

1. **正经自病** 本难提出正经自病是指与十二经脉内连的脏腑直接发病，并非由其他脏腑传变来。各种病邪均有与之相通之脏，若病邪直接伤及其相通之脏，如风气伤肝、湿气伤脾等，均属正经自病。若因某脏本身功能低下而发生的病变，亦属正经自病。本难认为，正经自病包括以下几个方面。

忧愁思虑则伤心：心为五脏六腑之大主，精神之所舍，故凡因忧愁思虑的情绪太过，则会伤其心神，引起心之正经自病。吕广注："心为神，五脏之君，聪明才智，皆由心出，忧劳之甚则伤其心，心伤神弱也。"

形寒饮冷则伤肺：肺为娇脏，不耐寒热，特别对寒冷刺激尤为敏感。故凡外感风寒，内伤生冷，均易伤肺，引起肺之正经自病，如《素问·咳论》云："皮毛者，肺之合也；皮毛先受邪气，邪气以从其合也。其寒饮食入胃，从肺脉上

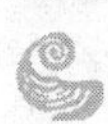

至于肺则肺寒，肺寒则外内合邪，因而客之，则为肺咳。”

恚怒气逆则伤肝：肝主疏泄，喜条达而恶抑郁，在志为怒，如恚怒太过则气逆伤肝，引起胁痛、胁胀等肝之正经自病。正如《灵枢·邪气藏府病形》云：“若有所大怒，气上而不下，积于胁下而伤肝。”

饮食劳倦则伤脾：脾主运化，主肌肉与四肢，为后天之本。因此，凡饮食不节，或劳力过度，均能伤脾，引起脾之正经自病。徐灵胎注：“脾为仓廪之官，主纳饮食，四肢皆属于脾，劳倦必由四肢，故过用则脾受伤也。”

久坐湿地，强力入水则伤肾：肾藏精，主骨生髓，为作强之官，故久坐湿地则伤下，强力入房则伤精，引起肾之正经自病。徐灵胎注：“湿伤于下，故湿先归肾。又肾为作强之官，水又肾之类，故强力入水则肾受伤。”

2. *五邪所伤*　本难的五邪所伤，是指风、寒、暑、湿及饮食劳倦五种病邪伤及五脏中的任何一脏，同时也伤及与邪气五行属性相同之脏，说明五种病邪都能影响到五脏，使五脏发病。本难是以四时、五行、五色、五臭、五液与人体脏腑的关系为依据加以说明的，见表9。

表9　心脏发病的“正经自病”和“五邪发病”表

病邪	心病			正经自入发病		五邪传入发病	
	要点	兼症	脉象	病位	辨证要点	病位	辨证要点
风邪	赤色	身热，胁下满痛	浮大而弦	肝	色青（肝主色）	传心 传脾 传肺 传肾	色赤 色黄 色白 色黑
暑邪	恶焦气	身热而烦心痛	浮大而散	心	恶焦气（心主臭）	传脾 传肝 传肺 传肾	恶香气 恶臊气 恶腥气 恶腐气

续表

病邪	心病				正经自入发病	五邪传入发病	
	要点	兼症	脉象	病位	辨证要点	病位	辨证要点
饮食劳倦	喜苦味虚为不饮食，实为欲食	身热而体重，嗜卧，四肢不收	浮大而缓	脾	味甘（脾主味）	传心 传肝 传肺 传肾	味苦 味酸 味辛 味咸
寒邪	谵言妄语	身热，洒洒恶寒，咳喘	浮大而涩	肺	哭泣（肺主声）	传心 传肝 传脾 传肾	多言妄语 高声呼叫 不自主地歌唱 呻吟
湿邪	汗出不止	身热，小腹痛，足胫寒	沉濡而大	肾	多唾（肾主液）	传肝 传心 传脾 传肺	泣泪不止 出汗 流涎 流涕

至于肝主色、心主臭、脾主味、肺主液等理论，在《难经·四十难》《素问·金匮真言论》《素问·阴阳应象大论》《素问·五藏生成》《素问·宣明五气》等篇均有论述，其内容大致相同，可互参。

本难的“正经自病”与《灵枢·百病始生》的“病起于阴”相吻合，故滑寿等认为指内伤。“五邪所伤”则属于外感病因。

《内经》《难经》关于病因的分类方法对后世病因分类影响深远。例如，东汉张仲景《金匮要略》“千般疢难，不越三条”的分类法，晋代陶弘景《肘后备急方》的“三因论”，以及宋代陈言《三因极一病证方论》的“三因学说”，直到后世病因四分法，即外感病因（包括六淫、疠气）、内伤病因（情志所伤、饮食所伤、劳逸所伤）、病理产物性病因

（痰饮、瘀血、结石），以及其他病因（外伤、寄生虫、遗传、胎传、医过、药邪等），均直接继承了《内经》病因分类的思想。

【结语】

本难从病因学角度把疾病的病因分为“正经自病”和“五邪所伤”两类，其分类方法是内伤和外感病因分类的雏形，对后世中医病因辨证及分类具有重要指导意义。

【医案】

(1) 丹溪治一妇人，年十九岁，气实多怒不发，忽一日大发叫而欲厥，盖痰闭于上，火起于下，上冲故也。与香附末五钱，甘草三钱，川芎七钱，童便、姜汁煎。又与青黛、人中白、香附末为丸，稍愈，后大吐乃安。复以导痰汤加姜炒黄连……当归龙荟丸。此因郁怒伤肝，气火上逆所引起的厥证，即《素问·生气通天论》所说：“大怒则形气绝而血菀于上，使人薄厥。”丹溪治以疏肝降火豁痰，则气火下行而病缓解。（清·俞震《古今医案按》）

(2) 任据述去秋濒海潮溢，淹没民居，凡受水湿者，足跗肿溃，今懋迁其地，更冒时邪，身痛头晕呕哕，乃湿阻气分。治者误汗劫液，继用消导，遂致热渴脘闷，呃逆自利，不思湿家忌汗，消导更劫胃津，再用丁香、参、甘以止呃，温补焉能利温？夫时邪本湿土郁蒸所发，感受不时，热腾湿滞，先宜疏解，再行渗利，俾气机升降如常。豆豉、枳壳、栀皮、蒌皮、半夏制、藿梗、通草、茯苓、猪苓、荷叶煎汤。一服诸症俱减，时有呕渴，乃中焦水谷之气不运。用半夏、橘白、茯苓、杏仁、薏米、花粉、砂仁，再服得安。（清·林珮琴《类证治裁》）

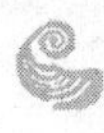

五十难

【原文】

五十難曰：病有虚邪，有實邪，有賊邪，有微邪，有正邪，何以别之？

然：從後來者為虚邪[1]，從前來者為實邪[2]，從所不勝來者為賊邪[3]，從所勝來者為微邪[4]，自病者為正邪[5]。何以言之？假令心病，中風得之為虚邪，傷暑得之為正邪，飲食勞倦得之為實邪，傷寒得之為微邪，中濕得之為賊邪。

【校注】

[1] 从后来者为虚邪：从母传及子之邪为虚邪。后，生我者为后。徐灵胎注："后，谓生我者也。邪挟生气而来，则虽进而易退，故为虚邪。"叶霖注："病有虚邪者，如心脏属火，其病邪从肝木传来，木生火，则木位居火之后，是生我者，邪挟生气而来，虽进而易退，故曰从后来者虚邪也。"

[2] 从前来者为实邪：从子传及母之邪为实邪。前，我生者为前。徐灵胎注："前，我生者也。受我之气者，其力方旺，还而相克，其势必甚，故为实邪。"叶霖注："病有实邪者，如心属火，其病邪从脾土传来，火生土，则土位居火之前，是受我之气者，其力方旺，还而相克，其势必盛，

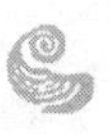

故从前来者实邪也。”

[3] 从所不胜来者为贼邪：从克我之脏传来的邪气为贼邪。所不胜，克我之脏。徐灵胎注：“所不胜，克我者也。脏气本已相制，而邪气挟其力而来，残削必甚，故为贼邪。”叶霖注：“病有贼邪者，如心属火，其病邪从肾水传来，水克火，心受克而不能胜，藏气本已相制，而邪气挟其力而来，残削必甚，故曰从所不胜来者，贼邪也。”

[4] 从所胜来者为微邪：从我克之脏传来的邪气为微邪。所胜，我克之脏。徐灵胎注：“所胜，我所克也。藏气既受制于我，则邪气亦不能深入，故为微邪。”叶霖注：“病有微邪者，如心属火，其邪从肺金传来，火克金，金受克而火能胜，藏气既受制于我，则邪气亦不能深入，故曰从所胜来者，微邪也。”

[5] 自病者为正邪：非他脏所传，使本脏自病的邪气为正邪。叶霖注：“正邪者，如心藏止有自感之邪，而无他藏干克之邪者是也。”

【提要】

论述了五邪的概念及传变。

【译文】

五十难问：侵犯人体的病邪，有虚邪，有实邪，有贼邪，有微邪，有正邪，如何区别呢？

答：从生我的母脏传来的邪气，称为虚邪；从我生的子脏传来的邪气，称为实邪；从克我的所不胜之脏传来的邪气，称为贼邪；从我克的所胜之脏传来的邪气，称为微邪；与本脏五行属性相应的邪气直接伤及本脏的，称为正邪。为什么这样说呢？以心的发病为例，由于风邪伤肝后传及心而患病的，此时风邪即为虚邪；由暑邪伤及心而患病的，此时暑邪就称为正邪；因为饮食劳倦伤脾传之于心而得病的，此时饮食劳倦即为实邪；由于寒邪伤肺传及于心而得病的，此时寒邪为微邪；由于湿邪伤肾传于心而得病的，此时湿邪为贼邪。

【释义】

1. *五邪的概念*　本难根据五行生克关系，将侵犯人体的邪气分为五种，即虚邪、实邪、贼邪、微邪、正邪。

虚邪与实邪是根据五行相生关系而命名的。虚邪，是指从母脏传至子脏的邪气。母在子后，故曰："从后来者为虚邪。"实邪，是指从子脏传于母脏的邪气。子在母前，故曰："从前来者为实邪。"以心病而言，风邪伤肝，肝为心之母，故风邪伤心致病，则风邪为虚邪；饮食劳倦伤脾，脾为心之子，故饮食劳倦伤心致病，则饮食劳倦为实邪。

贼邪与微邪是根据五行相克关系而命名的。贼邪，是指从克我之脏传来的邪气，即"从所不胜来者为贼邪"；微邪，是指从我克之脏传来的邪气，即"从所胜来者为微邪"。以心病为例，湿邪伤肾，肾水为心火所不胜之脏，故从肾水传于心火的湿邪，即为贼邪；寒邪伤肺，肺金为心火所胜之脏，故从肺金传于心火的寒邪，即为微邪。

正邪是与发病之脏五行属性一致的邪气，非他脏传来之邪。以心病而言，暑邪致心病则为正邪。

本难所论之虚、实、贼、微、正邪，仅表示邪气的传变方向，并不代表邪气损伤人体致病的危害程度。"虚邪""贼邪"在《内经》《难经》中的含义有所不同。《内经》中的"虚邪""贼邪"是运用五行生克乘侮理论，根据病邪的性质、病邪的来源不同而命名的。徐灵胎在《难经经释》中就明确指出："《素问·八正神明论》云：虚邪，八正之虚邪也；正邪，身形用力，汗出腠理开，所中之风也。其所谓虚

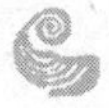

邪，即虚风，乃太乙所居之宫，从其冲后来者为虚风也。正风，汗出毛孔开，所受之风也，其详见《灵枢·九宫八风》篇，与此所云虚邪正邪各不同，然袭其名而意自别，亦无妨也。”《难经》中的“虚邪”是指从母脏传至子脏的邪气，“贼邪”指从克我之脏传来的邪气。可见《内经》《难经》的虚邪、贼邪的内涵是不同的，不可混为一谈。

2. **五邪的传变规律** 本难指出了五邪侵犯五脏的传变规律，其传变有五种方式，即母病及子和子病及母、相乘和相侮、本脏自传。依据五行相生理论，五脏间病传变有两种方式，即母病及子和子病及母，前者称为“虚邪”，后者称为“实邪”。依据五行相克理论，五脏间病传变亦有两种方式，即相乘和相侮。相乘，是指邪气从所不胜之脏传至于所胜之脏的传变规律，并将这种方式传来的邪气称为“贼邪”。相侮，是指邪气从所胜之脏传至于所不胜之脏的传变规律，将这种方式传来的邪气称为“微邪”。五脏病还有一种传变方式，即本脏自病，是指致病邪气的五行属性与发病之脏的五行属性相一致，本难称之为“正邪”。

后世医家根据本难五邪的传变规律诊治疾病，认为“虚邪”是从母脏传来的邪气，如肝病之邪传于心，那么，传于心的肝病之邪即为“虚邪”，其余四脏类推。“贼邪”则是指由所不胜之脏（克我）传来的邪气，如肾病之邪，不传于肝而传于心，那么，传于心的肾病之邪，即为“贼邪”，其余四脏同理。正如叶霖在《难经正义》中注：“病有虚邪者，如心脏属火，其病邪从肝传来，木生火，则木位居火之后，是生我者，邪挟生气而来，虽进而易退，故曰从后来者虚邪也……如心属火，其病邪从肾水传来，水克火，心受克而不能胜，脏气本已相制，而邪气挟其力而来，残削必甚，故曰从所不胜来者，贼邪也。”

【结语】

本难根据邪气的性质和发病轻重不同，结合五行生克关系，阐明了五邪的概念及其传变规律。关于“虚邪”“贼邪”的概念，《内经》与《难经》有所不同，后世医家在运用中多有发挥。

【医案】

许学士云：故人王彦龙，作毗陵仓官。季夏时，病胸项多汗，两足逆冷，谵语。医者不晓，杂进药，已经旬日。予诊之，其脉关前濡，关后数。予曰：当作湿温治之。盖先受暑，后受湿也……先以白虎加人参汤，次白虎加苍术汤，头痛渐退，足渐温，汗渐止，三日愈。此证属贼邪，误用药，有死之理。有人难曰：何名贼邪？予曰：《难经》云五邪，有实邪、虚邪、正邪、微邪、贼邪。从后来者为虚邪，从前来者为实邪，从所不胜来者为贼邪，从所胜来者为微邪，自病者为正邪。又曰：假令心病，中暑得之为正邪，中湿得之为贼邪。今心先受暑，而湿邪乘之，水克火，从所不胜，斯谓之贼邪。五邪中之最逆也。（清·俞震《古今医案按》）

五十一难

【原文】

五十一難曰：病有欲得溫者，有欲得寒者，有欲得見人者，有不欲得見人者，而各不同，病在何藏府也？

然：病欲得寒，而欲見人者，病在府也；病欲得温，而不欲見人者，病在藏也。何以言之？府者陽也，陽病欲得寒，又欲見人；藏者陰也，陰病欲得温，又欲閉户獨處[1]，惡聞人聲。故以别知藏府之病也。

【校注】

[1] 闭户独处：关起门不与人交往。徐灵胎注："阴主静而藏，故欲闭户恶人也。"

【提要】

论述了脏腑病变与喜恶的关系。

【译文】

五十一难问：有的人患病后喜温暖，有的人喜寒凉，有的人喜见人，有的人不喜见人，各不相同，疾病究竟是在哪个脏腑呢？

答：患者喜寒凉，而又愿意见人的，病变在六腑；患者喜温暖而又不愿意见人的，病变在五脏。为什么这样讲呢？因为腑属阳，阳主热，故疾病性质属阳的患者喜欢寒凉而又愿意见人；脏属阴，阴主寒，故疾病性质属阴的患者喜欢温暖，又喜欢关闭门户，独自居住，不想听到人声。因此，根据患者的喜恶，就可以辨别是脏病还是腑病了。

【释义】

脏腑病变与喜恶的关系　本难根据阴阳理论，通过观察患者对寒温动静的喜恶，辨别疾病所在脏腑部位。腑属阳，热属阳，阳主动，故病在腑则患者喜凉、喜见人，而腑病多属实热证。脏属阴，寒属阴，阴主静，故病在脏则患者喜温、喜闭门独处，恶闻人声，而脏病多属虚寒证。正如滑寿注："纪氏曰：腑为阳，阳病则热有余而寒不足，故饮食衣服居处，皆欲就寒也。阳主动而应乎外，故欲得见人。脏为阴，阴病则寒有余而热不足，故饮食衣服居处，皆欲就温也。阴主静而应乎内，故欲闭户独处而恶闻人声也。”

因疾病的发生发展变化受多种因素影响，在疾病过程中，脏腑病变的阴阳属性、症状表现也会发生改变，即脏病也有阳证，腑病也有阴证，正如滕万卿所言：“脏病热炽，便当欲寒；腑病寒甚，便当欲温。”临证之时，要根据临床所见，辨证分析，不可拘泥。

本难内容丰富了《内经》脏腑阴阳理论。本难根据脏腑阴阳属性，结合患者对寒温动静的喜恶，来辨别病位在脏或在腑。正如徐灵胎注：“阳病热胜，故喜寒而恶热。阳主动而散，故欲见人。阴病寒胜，故喜温而恶寒。阴主静而藏，故欲闭户恶人也。”脏腑阴阳寒热理论在《内经》中早有阐述，如《素问·金匮真言论》云：“言人身藏府中阴阳，则藏为阴，府为阳。”《素问·阴阳应象大论》中也有“阴静阳躁”“阳盛则热，阴盛则寒”之说。即脏为阴，腑为阳，阳主动主热，阴主静主寒。《素问·阳明脉解》亦云“足阳明之脉病，恶人与火”，其内容与本难略有不同，对此《难经经释》做了具体解释：“盖彼指阳明一经，热甚而烦惋者言，此则统论凡为脏腑病之大概，乃阴阳之正义。盖经则举其一端，而此言其全体，义无实碍也。”

【结语】

本难论述了脏腑病变与喜恶的关系，以患者喜恶来诊断脏腑病位，其内容丰富了《内经》脏腑阴阳理论，为临床诊断脏腑疾病的阴阳属性提供了理论依据。

【医案】

(1) 大腹胀满，便溏，舌苔冷白，干喜热饮，肤热脉

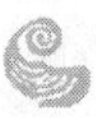

数。脾阳大虚，无力运化湿浊，而成臌也。理之棘手。附桂治中汤加木瓜、草果、当归。（《柳选四家案·评选继志堂医案·肿胀门》）

(2) 营阴内亏，头眩心嘈，下午微寒内热，能食无力。胃中有热则消谷，脾虚气弱则无力也。党参、沙苑、茯苓、川连、枣仁、知母、女贞子、白芍、冬术、麦冬、竹茹。（《柳选四家医案·评选环溪草堂医案·内伤杂病门》）

五十二难

【原文】

五十二難曰：藏府發病，根本[1]等不？

然：不等也。

其不等奈何？

然：藏病者，止而不移，其病不離其處。府病者，仿佛賁嚮[2]，上下行流[3]，居處無常。故以此知藏府根本不同也。

【校注】

[1] 根本：诸注观点不一。有的指形质的疾病，如积聚等；有指疾病发生的原因；亦有指脏腑的性质。

[2] 贲响：指腹内有气奔窜作声。贲，同“奔”。

[3] 行流：游走无定位。

【提要】

论述了脏腑发病之“根本”。

【译文】

五十二难问：脏和腑发病，是否相同呢？

答：是不相同的。

为什么不同呢？

答：五脏病是固定在某处而不移动的，病变部位是不会移动的；六腑病则腹内有气奔窜作响，或向上，或向下游走不定，没有固定的病变部位。根据这些情况，就可以知道是脏病或是腑病。因此，脏病和腑病的根本是不同的。

【释义】

1. **根据症状特点判断脏腑病位**　本难根据阴阳理论中阳主动、阴主静之理，结合疾病症状特点，来辨别疾病所属脏腑。脏属阴，阴主静，故脏病则病位固定不移，即“止而不移”“不离其处”；腑属阳，阳主动，腑病则病位游走不定，即“上下行流，居处无常”。

本难论及的脏病与腑病，实质上是指脏腑功能失常所致的积聚病。《难经·五十六难》云：“积者五脏所生，聚者六腑所成。”积是固定而有形的肿块，多属血结，属脏病；聚则似乎有形但时有时无，部位变化不定，多为气聚，属腑病。从实际发病情况来看，并非脏病都固定不移，腑病皆动而不居，临证时应注意辨别。

2. **“根本”的概念**　对本难“根本”的概念的解释，后世主要有三种观点：一是认为“根本”指发病原因。二是将“根本”作病的根蒂，如徐灵胎注“有形质之病，如癥瘕之类，故曰根本”。三是将“根本”解作“本源”和“根据”。因为脏病、腑病发病的根本不同，故其表现也异。脏病的本

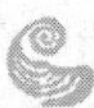

源发于脏，因脏属阴主静，故脏病部位多固定不移；腑病的本源发于腑，腑属阳主动，故腑病部位多游走不定，《难经集注》《难经正义》《难经本义》《勿听子俗解八十一难经》等均认同此说。

【结语】

本难指出了脏病与腑病在病因病位病性及症状上的区别，依据阴阳理论提出了以症状判断脏腑病位的方法，对于临床辨别脏腑积聚类病证有重要指导意义。

【医案】

腹中痛甚则有块，平则无形，每每呕吐酸水。此属中虚阳气不运。当与大建中汤。（《柳选四家医案·评选环溪草堂医案·呕哕门》）

五十三难

【原文】

五十三難曰：經言七傳[1]者死，間藏[2]者生，何謂也？

然：七傳者，傳其所勝也。間藏者，傳其子也。何以言之？假令心病傳肺，肺傳肝，肝傳脾，脾傳腎，腎傳心，一藏不再傷[3]，故言七傳者死也。間藏者，傳其所生也。假令心病傳脾，脾傳肺，肺傳腎，腎傳肝，肝傳心，是子母相傳，竟[4]而復始，如環之無端，故言生也。

【校注】

[1] 七传：有两解：一种认为“七”为“次”之误，如《难经集注》吕广注：“七，当为‘次’字之误也。此下有间字，即知上当为‘次’。”另一种观点认为，七传指共传七脏，如徐灵胎注：“七传，依相克之序历过七脏也。”叶霖注：“七传者，依序传其所胜所克之藏也，如心病传肺，是火克金也。肺又传肝，是金克木也。肝又传脾，是木克土也。脾又传肾，是土克水也。肾复传心，是水克火也。心又欲传肺，是七传矣。一藏不能再受邪伤，则死矣。吕广以‘七’当作‘次’字之误，与下间字方相合，其说亦通。”

[2] 间脏：指疾病按相生顺序传变。间，隔也。叶霖注：“间藏者，间一藏传其所生也。”

[3] 一脏不再伤：同一脏不会第二次受病。

[4] 竟：终也。

【提要】

论述了疾病七传、间藏传的传变规律及其预后。

【译文】

五十三难问：医经上说，五脏疾病如果按相克顺序相传的，病情严重，预后不好；如果是疾病按相生顺序传变，病情较轻，预后良好，这是为什么呢？

答：七传，是疾病按五行相克规律传至其所克的脏。间脏相传，是指疾病按五行相生规律传至其所生的子脏。为什么这样说呢？假如心脏有病传到肺脏，肺脏有病传到肝脏，肝脏有病传到脾脏，脾脏有病传到肾脏，肾脏有病传到心脏，这就是七传，每一个脏都不会再次受到邪气的伤害，如果再次受到病传的伤害，则预后不好。

间脏相传的病传规律，是指疾病传至其所生的子脏，假如心脏的病邪传到脾脏，脾脏的病邪传至肺脏，肺脏的病邪传到肾脏，肾脏的病邪传到肝脏，肝脏的病邪传到心脏。这是母脏有病传至子脏的疾病传变规律，终而复始，如环无端。所以说，母脏传子脏的传变规律预后大多良好。

【释义】

疾病七传、间藏传的传变规律及预后　本难的七传，是指疾病按五行相克之序传变五脏的传变规律，如心病传肺、肺病传肝、肝病传脾、脾病传肾、肾病传心。相克传变，即“传其所胜”，五脏皆受病邪所传，必然使正气大虚，则病情较重；如邪气再传于心，即为“七传”，心两次受邪，其病情必然更加危重，预后不好，故曰“死”。

间藏传是指疾病按五行相生之序传变五脏的传变规律，即母病及子的传变方式，如心病传脾、脾病传肺、肺病传肾、肾病传肝、肝病传心。相生传变，病情比较轻浅，预后较好，故曰“生”。“生”与“死”，指疾病传变发展顺逆而言。

《难经·五十难》论述五脏病传变规律，分别用虚邪、实邪、贼邪、微邪、正邪命名。“虚邪”“实邪”是按五行相生关系传变的病邪，本难称为“间脏”传，即传其所胜之脏。“贼邪”“微邪”是按五行相克关系传变的病邪，本难称为“七传”，即传其所胜之脏。“间脏”传变病情较轻，预后较好；“七传”病情较重，预后不良。

五脏疾病传变规律在《内经》中早有论述，如《素问·玉机真藏论》云：“五藏受气于其所生，传之于其所胜，气舍于其所生，死于其所不胜。病之且死，必先传行至其所不胜，病乃死。”本难在此基础上，以五行生克理论为依据，论述了五脏病的传变规律。

【结语】

本难以五行生克理论为依据，论述了五脏疾病的相生和相克传变规律及预后。其中传其所胜者为“七传”，预后不良；传其子者为“间脏”传，预后较好。

【医案】

(1) 金能克木，木火太旺，反侮肺金，金脏尚受木克，则其吸取肾水，疏泄肾精，更属易易。此梦遗、咳嗽之所由作也。天冬、生地、党参、黄柏、甘草、砂仁、白芍、龙胆草。（清·柳宝治《柳选四家医案·评选继志堂医案·虚损门》）

(2) 营阴虚，则气火易升；肝木横，则脾土受侮。腹满头晕，肝脾之病；耳鸣喉燥，虚火之愆。阴虚生内热，肾虚故腰痛。拟补阴潜阳、扶土抑木法。（清·柳宝治《柳选四家医案·评选环溪草堂医案·内伤杂病门》）

(3) 咳嗽而见臭痰络血，或夜不得眠，或卧难着枕，大便干结，白苔满布，时轻时重，已病半年有余。所谓热在上焦者，因咳为肺痿是也。左寸脉数而小，正合脉数虚者为肺痿之训。而右关一部不惟数疾，而且独大、独弦、独滑，阳明胃经必有湿生痰，痰生热，熏蒸于肺，母病及子，不独肺金自病，此所进之药，所以始效而总不效也。夫肺病属虚，胃病属实，一身而兼此虚实两途之病，苟非按部就班，循循调治，必无向愈之期。（清·柳宝治《柳选四家医案·评选继志堂医案·失血门》）

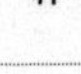

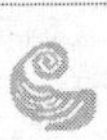

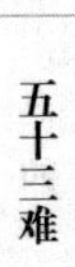

五十四难

【原文】

五十四難曰：藏病難治，府病易治，何謂也？

然：藏病所以難治者，傳其所勝也；府病易治者，傳其子也。與七傳、間藏同法[1]也。

【校注】

[1] 法：规律、道理。指相生传者生、相克传者死的传变规律。

【提要】

论述了脏病腑病治疗的难易。

【译文】

五十四难问：五脏的疾病难于治疗，六腑的疾病容易治疗，这是为什么呢？

答：五脏疾病之所以难于治疗，是因为五脏病邪按照相克之序传变；六腑疾病之所以容易治疗，是因为六腑病邪按照相生之序传变的缘故。这与前面所讲的次传规律和间脏相传的规律是一个道理。

【释义】

脏病难治，腑病易治　本难从病传规律角度阐述了“脏病难治，腑病易治”的道理。即脏病是以五行相克规律传变的，故脏病难治；腑病是以五行相生规律传变的，故腑病易治。

人以五脏为本，五脏受邪发病，人体生命之根本随之动摇，所以难治。五脏属阴，阴主静，主里，主要作用以藏为主，正如《素问·五藏别论》所云：“所谓五藏者，藏精气而不泻也，故满而不能实。”《灵枢·本藏》亦云：“五藏者，所以藏精神血气魂魄也。”《内经》指出五脏所藏的精气是人体生命活动的物质基础，五脏有病则耗伤所藏的精气，产生各种虚证，各种虚证的调补亦非短时间内可以纠正，故脏病多难治。五脏藏五神，五神依附五脏所藏之精，脏病则精气受损，精气是五神活动的物质基础，精气不足则会累及五神，使神受累而病。《素问·宣明五气》云：“五藏所藏：心藏神，肺藏魄，肝藏魂，脾藏意，肾藏志，是谓五藏所藏。”所以五脏受邪发病，必然会伤及五神，五神受伤，难以调理。故脏病多属阴证，病位较深，五脏精气及神气受损，部位常固定不移，病势多表现为内趋隐蔽，邪气不易祛除，故脏病难治。

六腑属阳，阳主动，主外，主要作用以通为用，主饮食的消化吸收以及排泄糟粕，正如《素问·五藏别论》所云：“六府者，传化物而不藏，故实而不能满也。”故六腑病多为实证，多属阳证，病位相对较浅，常游走不定，病势多表现为外趋，病邪较易祛除。多用通降之法。相对而言，腑病比脏病容易治疗，故腑病易治。

“脏病难治，腑病易治”是脏腑病论治的一般规律，在临床上，脏病易治、腑病难治者也不少见。久病泄泻本属腑病，但其治疗却很困难；外邪伤肺致肺咳，应属脏病，但在治疗上也并不困难。正如黄竹斋注：“然脏病若传其子亦易治，脏病若传其所胜亦难治。”叶霖注：“盖其义以藏病深，府病浅，分其难易耳。然亦不可拘。”《素问·阴阳应象大论》云：“善治者治皮毛，其次治肌肤，其次治筋脉，其次治六府，其次治五藏。治五藏者，半死半生也。”明确指出了脏病重腑病轻，治疗上亦难易有别。因此，对脏病难治，腑病易治应辨证分析，灵活运用。

【结语】

本难从疾病传变规律角度阐述了“脏病难治，腑病易治”的道理，在临证时应辨证分析，灵活运用。

【医案】

(1) 腹胀，面浮，跗肿，食不下，欲呕。脾虚受湿，健运失常，非轻证也。茅术、茯苓、广皮、桑皮、木通、厚朴、泽泻、半夏、猪苓。（清·柳宝治《柳选四家医案·评选静香楼医案·肿胀门》）

(2) 面黑，目黄，腹满，足肿，囊肿。湿热壅滞，从脾及肾，病深难治。苍术、制军、厚朴、陈皮、木通、茵陈、猪苓、椒目、泽泻。（清·柳宝治《柳选四家医案·评选静香楼医案·肿胀门》）

(3) 久咳，便溏得满。脾肺同病，已属难治，况脉数口干潮热，肝肾之阴，亦不足耶。白芍、薏仁、茯苓、莲肉、炙草、广皮、扁豆。（清·柳宝治《柳选四家医案·评选静香楼医案·咳喘门》）

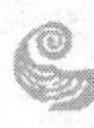

五十五难

【原文】

五十五難曰：病有積[1]、有聚[2]，何以别之？

然：積者，陰氣也；聚者，陽氣也。故陰沉而伏，陽浮而動。氣之所積，名曰積；氣之所聚，名曰聚。故積者，五藏所生；聚者，六府所成也。積者，陰氣也，其始發有常處，其痛不離其部，上下有所終始，左右有所窮處[3]；聚者，陽氣也，其始發無根本[4]，上下無所留止，其痛無常處，謂之聚。故以是别知積聚也。

【校注】

[1] 积：病名。由阴邪积久而成的疾病。徐灵胎注："阴邪积而成积。"

[2] 聚：病名。由气机郁滞而成的疾病。徐灵胎注："阳邪聚而成聚也。"

[3] 穷处：边缘、边际。

[4] 根本：固定的部位。

【提要】

论述了积聚的症状及鉴别。

【译文】

五十五难问：病有积病，有聚病。怎样区别呢？

答：积病，属于阴；聚病，属于阳。属阴的病，具有沉而潜伏的特征；属阳的病，具有上下游动的特性。由有形的阴血蓄积而生的病称为积，由无形的阳气郁滞而成的病称为聚。所以，积病是五脏作用失常所导致的，聚病是六腑作用失常所导致的。积病是属阴的血失常所引起的病变，故开始发病时，就有固定的部位，疼痛也不离病变的部位，有一定的形状，上下有起止点，左右有固定的边界。聚病是由属阳的气失常所引起的病变，故开始发作时，上下移动，没有固定的停留部位，疼痛部位也不固定。以此可以鉴别积与聚。

【释义】

积与聚的症状及鉴别要点　本难认为积乃阴血汇聚而成，属阴，深按之有形，部位固定，边界清楚，疼痛有固定的部位。聚乃阳气会合而成，属阳，没有实质性病变，时聚时散，部位不固定，疼痛没有固定的部位。本难所述与《难经·五十二难》中“藏病者，止而不移，其病不离其处。府病者，仿佛贲响，上下行流，居处无常”的经旨相同。

积病多因寒、痰、血瘀凝积日久而成，病在血分，因而治疗当以活血化瘀、豁痰软坚为主；聚病，由于气机阻滞一时聚合而成，病在气分，因而治疗当以行气理气为主。

积聚之名，首见《内经》，如《灵枢·五变》之“人之善病肠中积聚者”。《内经》中的积聚，指实质性包块或内脏肿大的一类病证，如《灵枢·水胀》中“肠覃”“石瘕”即是。《灵枢·百病始生》云：“积之始生，得寒乃生，厥乃成积也……若内伤于忧怒，则气上逆，气上逆则六输不通，温气不行，凝血蕴里而不散，津液涩渗，著而不去，而积皆成矣。”指出积证形成原因与寒邪外中、内伤忧怒有关，病机关键在于寒凝、气滞、血瘀、津停，《灵枢·五变》指出“皮肤薄而不泽，肉不坚而淖泽”之人群易患积聚，强调了体质因素在发病中的重要作用。

后世医家在《内经》《难经》基础上，对积聚的认识颇有心得。张仲景在《金匮要略·五脏风寒积聚脉证并治》中指出："积者，脏病也，终不移；聚者，腑病也，发作有时，展转痛移，为可治。"巢元方在《诸病源候论》中对积聚的病因病机有进一步解释，指出："积聚者，由阴阳不和，腑脏虚弱，受于风邪，搏于腑脏之气所为也……诸脏受邪，初未能为积聚，留滞不去，乃成积聚。"巢氏还指出癥瘕也属于积聚之类，《诸病源候论·癥瘕候》云："其病不动者，直名为癥，若病虽有结瘕而可推移者，名为癥瘕。瘕者，假也，谓虚假动也。"

【结语】

本难论述了积与聚的症状及鉴别，积为阴气积蓄而成，故属于脏；聚为阳气会合而成，故属于腑，后世医家对积聚的临床治疗颇有心得。

腹诊是具有中医特色的诊法之一，它是"望、闻、问、切"四诊综合运用并以切（按）诊为主的腹部诊察法。《难经》对于腹诊的记载见于《难经·十六难》《难经·二十九难》《难经·三十七难》《难经·四十八难》《难经·五十二难》《难经·五十五难》《难经·五十六难》。《难经》对腹诊的论述主要有二：一是腹诊的位置主要是以腹部为主，脐中部为中心属脾，脐左部属肝，脐右部属肺，脐上部属心，脐下部属肾。腹诊时脐左、上、中、右、下有动气，按之有坚硬或疼痛感，是判断脏腑病位的重要依据，如《难经·十六难》云："假令得肝脉……其内证脐左有动气，按之牢若痛……有是者肝也，无是者非也……假令得心脉……其内证脐上有动气，按之牢若痛……有是者心也，无是者非也……假令得脾脉……其内证当脐有动气，按之牢若痛……有是者脾也，无是者非也……假令得肺脉……其内证脐右有动气，按之牢若痛……有是者肺也，无是者非也……假令得肾脉……其内证脐下有动气，按之牢若痛……有是者肾也，无是者非也。”二是应用腹诊判断疾病的虚实，按诊时，患者腹部出现濡、痒者为虚，患者腹部出现牢、痛者为实，如《难经·四十八难》云：“诊之虚实者，濡者为虚，牢者为实，痒者为虚，痛者为实；外痛内快，为外实内虚；内痛外快，为内实外虚，故曰虚实也。”《难经》在《内经》基础之上发展了腹诊理论，对后世医家研究与运用腹诊奠定了理论基础。

【医案】

伍胸脘有块，大如碗，每午后则痛，甚于黄昏，连及背胀，时沃清水，诸药无效。

枳壳九枚（纳入阿魏三钱，炙焦）、牡蛎二两、肉桂三钱、白蛳螺壳二两，共炙为末。每痛发时服一钱，开水送。（清·吴瑭《吴鞠通医案》）

五十六难

【原文】

五十六難曰：五藏之積，各有名乎？以何月何日得之？

然：肝之積，名曰肥氣[1]，在左脅下，如覆杯[2]，有頭足[3]。久不愈，令人發咳逆、痻瘧[4]，連歲不已。以季夏戊己日得之。何以言之？肺病傳於肝，肝當傳脾，脾季夏適王，王者不受邪，肝復欲還肺，肺不肯受，故留結為積。故知肥氣以季夏戊己日得之。

心之積，名曰伏梁[5]，起齊上，大如臂，上至心下。久不愈，令人病煩心。以秋庚辛日得之。何以言之？腎病傳心，心當傳肺，肺以秋適王，王者不受邪，心復欲還腎，腎不肯受，故留結為積。故知伏梁以秋庚辛日得之。

脾之積，名曰痞氣[6]，在胃脘，覆大如盤。久不愈，令人四肢不收，發黃疸，飲食不為肌膚[7]。以冬壬癸日得之。何以言之？肝病傳脾，脾當傳腎，腎以冬適王，王者不受邪，脾復欲還肝，肝不肯受，故留結為積。故知痞氣以冬壬癸日得之。

肺之積，名曰息賁[8]，在右脅下，覆大如杯。久不已，令人洒淅[9]寒熱，喘咳，發肺壅[10]。以春甲乙日得之。何以言之？心病傳肺，肺當傳肝，肝以春適王，王者不受邪，肺復欲還心，心不肯受，故留結為積。故知息賁以春甲乙日得之。

腎之積，名曰賁豚[11]，發於少腹，上至心下，若豚狀，或上或下無時。久不已，令人喘逆，骨痿少氣[12]。以夏丙丁日得之。何以言之？脾病傳腎，腎當傳心，心以夏適王，王者不受邪，腎復欲還脾，脾不肯受，故留結為積。故知賁豚以夏丙丁日得之。此五積之要法也。

【校注】

[1] 肥气：病名。五积之一，指因肝气郁结、气滞血瘀所致的左胁下有包块的病证。徐灵胎注："其气肥盛也。"

[2] 覆杯：指倒置的杯子，下大上小。徐灵胎注："覆杯，本大末小，肝木之象也。"

[3] 有头足：指积块的界限清楚。

[4] 痎（jiē 阶）疟：病名。疟疾的一种。痎，同"痎"。徐

灵胎注："瘖疟，间日而发为瘖，连日发为疟，肝之病状也。"

[5] 伏梁：病名。五积之一，因心之气血瘀滞所引起的脘腹部有肿块的疾病。其积块形大如臂，伏藏于上腹部，坚硬如梁，故得名。

[6] 痞气：病名。五积之一，因脾气郁结引起的中焦痞塞不通的病证。

[7] 饮食不为肌肤：指消瘦。因脾主肌肉，脾胃作用运化失常，不能吸收饮食精微以营养肌肉、皮肤。

[8] 息贲：病名。五积之一，由肺气失常所致，积块位于胁下。因症见气急上奔而得名。徐灵胎注："息贲，气息奔迫也。"

[9] 洒淅（xiǎn xī 显析）：寒战貌。《素问·刺疟》云："足阳明之疟，令人先寒，洒淅洒淅，寒甚久乃热。"

[10] 瘇：通"痈"。

[11] 贲豚：病名。五积之一，指患者自觉有气从少腹上冲胸脘，如同小猪突奔，以咳逆、骨痿、少气为主要症状的病证。豚，小猪。

[12] 少气：倦怠无力。

【提要】

提出了五脏积的概念，论述了五脏积的症状特点及发病规律。

【译文】

五十六难问：五脏积病，各有名称吗？其发生与时日有关吗？

答：肝的积病，称肥气，在左胁之下，有突出的肿块，像一个倒扣的杯子，边界很明显。若日久不愈，患者继而还会出现咳嗽气逆、疟疾，疾病经年累月，难以痊愈。该病常

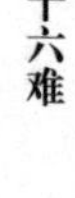

发生在长夏季节的戊己日。这是什么原因呢？因为肺脏的病邪传到肝脏，肝脏的病邪应当传到脾脏，脾脏恰巧在长夏季节的戊己日是精气最旺盛的时候，是不会接受从肝脏传来的病邪，因此病邪就滞留在肝而成为肝的积病。所以，肥气发生在长夏的戊己土日。

心脏的积病，称伏梁，在脐部的上方、心之下有肿块突起，形状如横梁一样，大小如臂状，隆起，日久难愈。患者继而还会出现心烦、心痛的症状，该病常发生在秋天庚辛日。这是什么原因呢？因为肾脏的病邪，会传到心脏，心脏的病邪本当传到肺脏，肺脏恰巧在秋季庚辛之日精气最旺，这时是不会接受从心脏传来的邪气，心脏的病邪不能传给肺脏，就返还到肾，但肾脏又不接受，因此病邪就滞留在心脏，日久便成为积病。所以，伏梁发生在秋天的庚辛金日。

脾脏的积病，称痞气，在胃脘部位有突出的肿块，形状如倒扣着的盘子，日久不愈，患者则出现四肢屈伸不利、黄疸、消瘦，该病常发生在冬季的壬癸日。这是什么原因呢？因为肝脏的病邪会传到脾脏，脾脏的病邪传到肾脏，肾脏在冬季的壬癸日是精气最旺的时候，是不会接受从脾脏传来的病邪，脾病邪不能传给肾脏，就返还肝脏，但肝脏也不接受，因此病邪就郁结在脾脏而成为积病。所以，痞气发生在冬季的壬癸日。

肺脏的积病，称息贲，在右胁肋下有突出的肿块，形状如倒扣的杯子，日久不愈，患者则出现寒战、气喘、咳嗽的症状，日久可发展成肺痈，该病常发生在春季的甲乙日。这是什么原因呢？因为心脏的病邪会传到肺脏，肺脏的病邪就会传到肝脏，肝脏在春季的甲乙日是精气最旺的时日，是不会接受从肺传来的病邪，肺脏的病邪不能传给肝脏，就返还心脏，但心脏也不能接受，因此病邪就会郁结在肺脏而成为

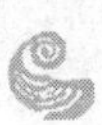

积病。所以，息贲发生在春季甲乙日。

肾脏的积病，称贲豚，肿块发生在小腹部，上端在心的下方，肿物向上顶撞，如同小猪受惊奔突，上下没有定时。日久不愈，患者则出现喘息上逆、骨骼痿弱、少气等症。该病常发生在夏季的丙丁日。这是什么原因呢？因为脾脏的病邪会传到肾脏，肾脏的病邪会传给心脏，心脏恰巧在夏天的丙丁日是精气最旺的时日，不会受到邪气的侵害。肾脏的病邪既然不能传给心脏，就返还给脾脏，但脾脏也不会接受，因此病邪就郁结在肾脏而成为积病。所以，贲豚发生在夏季的丙丁日。这是辨别五脏积病的重要原则。

【释义】

1. *五脏积的概念、症状特点及发病规律*　本难提出了五脏积的概念，肝之积名曰肥气，心之积名曰伏梁，脾之积名曰痞气，肺之积名曰息贲，肾之积名曰贲豚。

肝之积，发于左胁下，形如倒扣的杯子状，上下有界限，肿物突出，若日久不愈常引发咳嗽、喘逆、疟疾等，且连年不愈；心之积，发于上腹部，位于脐上，形如臂状隆起，上至心下，若日久不愈常使人出现心烦；脾之积，发于胃脘部，形如倒扣的盘状，肿物突出，若日久不愈常发四肢不收、黄疸、肌肉萎缩；肺之积，发于右胁下，形如倒扣的杯子状，肿物较突出，若日久不愈常发恶寒发热、喘咳、肺痈；肾之积，发于少腹，上至心下，如豚奔窜之状，或上或下，发无定时，若日久不愈常发喘逆、骨痿、少气。

2. *五脏积的传变规律*　本难以五脏与时日衰旺的关系及五行生克乘侮规律阐述了五脏积证的传变规律。提出某一脏在某一时日当旺，而旺者受传，邪气仍留于所不胜之脏而发为积病，如肺病传于肝（金克木），肝病当传脾（木克土），而脾土在季夏正当旺时，旺时不受邪，故肝复要还肺，肺不肯受，故留结而为积病。因此，可以推断肥气是发于季夏戊己日，其他脏按此理类推。实际上，五脏积病的发病有多种原因，对于本难所述的发病机制不可拘泥。

五脏时日配属见表10。

表10　五脏时日配属表

五脏	季节	旺日日干	五行属性
肝	春	甲乙日	木
心	夏	丙丁日	火
脾	季夏	戊己日	土
肺	秋	庚辛日	金
肾	冬	壬癸日	水

3. *首创“五积”之说*　肥气、伏梁、息贲之名见于《内经》的《灵枢·邪气藏府病形》《素问·奇病论》《素问·腹中论》《素问·阴阳别论》等篇，贲豚之名见于《伤寒论》和《金匮要略》。对于积证的认识，隋代巢元方在《诸病源候论》卷十九专列“积聚病诸候”，专论积聚癥瘕诸证，并指出“虚劳”与“积聚”的关系，创虚劳积聚说，《诸病源候论·虚劳积聚候》谓：“虚劳之人，阴阳伤损，血气凝涩，不能宣通经络，故积聚于内也。”元代朱震亨认为积聚的成因有痰浊、食积、血瘀三种，在《丹溪心法·积聚痞块》中指出“块乃有形之物也，痰与食积死血而成也”。明清医家对积聚亦有比较全面的认识，张介宾、李中梓除强调了正气不足在发病中的重要地位，并在治法上有所发挥。例如，张介宾在《景岳全书》中将积聚的治疗分为攻、消、散、补等四法；李中梓在《医宗必读》中将攻补两法有机地结合，应用于积聚初、中、末三个阶段；清代医家尤在泾认为积聚的原因是多种因素共同作用于人体所致，他在《金匮翼》中称“积聚之病，非独痰、食、气、血、即风寒外感，亦能成之，然痰、

食、气血，非得风寒，未必成积；风寒之邪，不遇痰、食、气、血，亦未必成积”。古代文献中的癥瘕、痃癖亦属积聚范畴，如《圣济总录》所谓“癥瘕癖结者，积聚之异名也”。

【结语】

本难提出了五脏积的概念，论述了五脏积的主要症状、发病规律及传变规律。指出肝之积名曰“肥气”，心之积名曰“伏梁”，脾之积名曰“痞气”，肺之积名曰“息贲”，肾之积名曰“贲豚”，五脏积病的传变与时日衰旺密切相关。五脏积之说的创立，为后世医家治疗积聚类病证奠定了理论基础。

【医案】

王氏，四十岁，乙酉五月二十一日，六脉弦紧，心下伏梁，非易化之症。一生忧泣，肝之郁也，又当燥金太乙天符之年，金来克木，痛愈甚矣。与温络法，其吐血亦络中寒也。降香末三钱、川椒炭二钱、香附三钱、半夏三钱、枳实三钱、归须三钱、公丁香八分，服四帖。（清·吴瑭《吴鞠通医案》）

五十七难

【原文】

五十七難曰：泄凡有幾，皆有名不？

然：泄凡有五，其名不同。有胃泄，有脾泄，有大腸泄，有小腸泄，有大瘕泄[1]，名曰後重。胃泄者，飲食不化，色黄。脾泄者，腹脹滿，泄注[2]，食即嘔吐逆[3]。大腸泄者，食已窘迫[4]，大便色白，腸鳴切痛。小腸泄者，溲而便膿血，少腹痛。大瘕泄者，裏急後重[5]，數至圊而不能便，莖中痛。此五泄之法也。

【校注】

[1] 大瘕泄：便下脓血、里急后重的痢疾。

[2] 泄注：指泄泻如水之注，呈喷射状。

[3] 呕吐逆：滑寿注："有声无物为呕，有声有物为吐。脾受病，故腹胀泄注，食即呕吐而上逆也。"

[4] 窘迫：腹痛欲泻之急切状。

[5] 里急后重：指腹痛窘迫，时时欲泻，肛门重坠，便出不爽。

【提要】

论述了五泄的名称及症状。

【译文】

五十七难问：泄泻病有几种，都有什么名称?

答：泄泻病有五种，名称各不相同。有胃泄、脾泄、大肠泄、小肠泄、大瘕泄，大瘕泄又名后重。胃泄的症状为饮食不消化，大便颜色发黄。脾泄的症状是腹部胀满，泄泻呈喷射状，进食后就要呕吐上逆。大肠泄的症状是进食后腹痛，急欲排便，大便颜色发白，肠鸣，肠中剧痛如刀割。小肠泄的症状是便下脓血，少腹部疼痛。大瘕泄的症状是急迫欲便，肛门重坠，多次如厕仍觉排便不畅，尿道痛。这是辨别五种泄泻的主要方法。

【释义】

五泄的名称与症状　本难中的五泄指胃泄、脾泄、大肠泄、小肠泄、大瘕泄。胃泄的症状是进食后不能消化，大便色黄；脾泄的症状是腹部胀满，泄泻呈喷射状，进食后呕吐上逆；大肠泄的症状是进食后腹痛欲泻，大便色白，肠鸣，肠中有刀割样剧痛；小肠泄的症状是便下脓血，少腹部疼痛；大瘕泄的症状是腹痛窘迫，肛门重坠，排便不爽，尿道痛。

后世医家根据本难五泄的症状表现，认为此五泄包括泄泻和痢疾两类。泄泻，以患者排便次数增加、质地稀薄为特征。《内经》对于泄泻有较多阐述，如《素问·举痛论》指出："寒邪客于小肠，小肠不得成聚，故后泄腹痛矣。"《素问·风论》亦云："食寒则泄。"可知，泄泻多因饮食不节、寒湿伤犯，脾胃运化失常，而致清浊不分，水谷混杂，并走于大肠。本难中胃泄、脾泄皆属于泄泻。痢疾，以大便次数增多、腹痛、里急后重、下利赤白脓血为特征，多为湿热积滞所致。本难中的大肠泄、小肠泄、大瘕泄皆属于痢疾。

【结语】

本难论述了五泄的名称及症状，后世医家根据五泄的症状表现将其分为泄泻和痢疾两类。即胃泄、脾泄属于泄泻，临床以大便稀薄、大便次数增多为特征，常伴有消化不良的症状；大肠泄、小肠泄及大瘕泄属于痢疾，临床表现为泻下不爽、里急后重、大便夹带赤白脓血、腹痛，或有发热、小便黄赤等。本难的五泄理论对后世医家治疗泄泻和痢疾颇有启发。

【医案】

江应宿治黄水部新阳公，患脾肾泄十余年。五鼓初，必腹痛，数如厕，至辰刻，共四度。已午，腹微痛而泄，凡七八度。日以为常，食少，倦怠嗜卧。诊得右关滑数，左尺微弦无力，此肾虚而脾中有积热也。投黄连枳实丸，腹痛渐除，渐至天明而起。更与四神丸、八味丸，滋其化源。半

年，饮食倍进而泄愈。（清·俞震《古今医案按》）

五十八难

【原文】

五十八難曰：傷寒有幾？其脈有變不？

然：傷寒有五，有中風，有傷寒，有濕温，有熱病，有温病，其所苦各不同。中風之脈，陽浮而滑，陰濡而弱[1]；濕温之脈，陽濡而弱，陰小而急[2]；傷寒之脈，陰陽俱盛而緊濇；熱病之脈，陰陽俱浮，浮之[3]而滑，沉之[4]散濇；温病之脈，行在諸經，不知何經之動也，各隨其經所在而取之。

傷寒有汗出而愈，下之[5]而死者；有汗出而死，下之而愈者，何也？

然：陽虚陰盛，汗出而愈，下之即死；陽盛陰虚，汗出而死，下之而愈。

寒熱之病，候之如何也？

然：皮寒熱者，皮不可近席，毛髮焦，鼻槁，不得汗；肌寒熱者，皮膚痛，唇舌槁，無汗；骨寒熱者，病無所安，汗注不休，齒本[6]槁痛。

【校注】

[1] 中风之脉，阳浮而滑，阴濡而弱：风邪致病，寸脉当浮而滑，尺脉当濡而弱。“阳”“阴”，指尺脉、寸脉。

《难经·二难》云："从关至尺，是尺内，阴之所治也；从关至鱼际，是寸口内，阳之所治也。"

[2] 急：疾也，迫也。

[3] 浮之：诊脉时浮取，即用轻指力切脉。

[4] 沉之：诊脉时沉取，即用重指力切脉。

[5] 下之：泻下法。

[6] 齿本：牙根。

【提要】

论述了外感病的分类、脉象，阐述了寒热病在皮、肌、骨的临床表现。

【译文】

五十八难问：伤寒病有几种？它们的脉象有什么不同吗？

答：伤寒病有五种，有中风、伤寒、湿温、热病、温病，它们的症状各不相同。中风病脉象寸部浮而滑，尺部细软而弱；湿温病脉象寸部浮而软，尺部细小而急；伤寒病脉象尺部和寸部有力而紧涩；热病脉象尺部和寸部皆为浮象，轻取时兼有滑象，沉取呈散涩象；温病脉象因病邪流散在各经，不能辨别邪气客于何经，所以要根据邪气所在的经脉来切脉。

伤寒病有用汗法使人痊愈，用泻下法则导致人死亡；有用汗法导致死亡，而用泻下法却痊愈，这是为什么呢？

答：阳虚阴盛的患者，用了汗法，汗出后就会痊愈，若用泻下法，就会使邪气内陷而死亡。阳盛阴虚的患者，用汗法治疗，会更加耗伤阴津甚至阴津枯竭而死亡，用泻下法，则能急下存阴，可使病愈。

寒热性质的疾病，应该怎样诊察呢？

答：寒热病发于皮表，其临床表现则为皮肤灼热不能贴近凉席，毛发焦枯，鼻干，无汗；寒病发于肌肉的，其临床表现则为肌肉疼痛，唇舌干枯，无汗；寒热病发于骨的，患者周身不适，汗出如注，淋漓不止，牙齿干枯，牙根疼痛。

【释义】

1. 外感病的分类　本难明确了外感病的分类，并提出了广义伤寒和狭义伤寒的概念。广义伤寒是外感热病的总称，包括中风、湿温、热病、温病及狭义的伤寒；狭义伤寒仅指外感寒邪而致的急性热病。本难中“伤寒有五”之“伤寒”为广义伤寒，“有伤寒”与“伤寒之脉”之“伤寒”均指狭义伤寒。

2. 外感病的脉象　本难指出中风病的脉象为寸部浮而滑，尺部细软而弱；湿温病的脉象为寸部软弱，尺部细小而急；伤寒病的脉象为尺部和寸部都表现为有力而紧涩；热病的脉象为尺部、寸部都表现为浮象，轻取时兼有滑象，重取又显出涩的脉象特点；温病的脉象由于病邪散行于各经，难以鉴别邪气在何经，所以必须根据病变所在的经脉来按取。

3. 外感病的治疗禁忌　本难指出了伤寒病汗法和下法的应用及禁忌，提出阴寒之邪伤于表则宜汗忌下，阳热之邪盛于里则宜下忌汗。

4. 寒热病在皮、肌、骨的临床表现　本难根据寒热病的病位深浅，分为在皮、在肌、在骨三种类型，因三者病位深浅不同，症状也各有不同，以此来判断疾病的轻重缓急。皮寒热为邪在皮毛者，病位最浅，病情较轻，见皮肤灼热不能着席、毛发不荣、鼻干、无汗等症状；肌寒热为病邪深入肌肉者，病位深，病情重，见皮肤或肌肉疼痛、唇舌干枯、无汗等症状；骨寒热为邪气深入于骨者，病位最深，病情最重，见全身不适、痛苦不安、汗出不止、牙齿枯槁且疼痛。

【结语】

本难阐述了外感病的分类、脉象和基本治法，该内容在中医外感热病学发展史上占有重要地位。本难所述“伤寒”是感受外邪所致的发热性疾病的总称，由于发病季节不同，患者体质有别，故有中风、伤寒、湿温、热病、温病之异；提出了伤寒病汗法和下法的应用禁忌。文中指出了寒热病之在皮、在肌、在骨是外感热病发展过程中邪气由表及里的三个阶段，本难当与《素问·热论》中的热病六经传变规律、《伤寒论》中的六经辨证、温病学中的三焦辨证、卫气营血辨证等理论相互结合，以便更好地理解经旨。

【医案】

一人病伤寒，初呕吐，为医下之，已八九日，而内外发热。许诊之，曰：当用白虎加人参汤。或曰：既吐复下，宜重虚矣，白虎可用乎？许曰：仲景云若吐下后，七八日不解，热结在里，表里俱热者，白虎加人参汤。盖始吐者，热在胃脘。今脉洪滑，口大渴，欲饮水，舌干燥而烦，非人参白虎不可也。（清·俞震《古今医案按》）

五十九难

【原文】

五十九難曰：狂癫之病，何以别之？

然：狂之始發，少卧而不饑，自高賢[1]也，自辨智[2]

也，自貴倨[3]也，妄笑，好歌樂，妄行不休是也。癲疾始發，意不樂，直視，僵仆[4]。其脉三部陰陽俱盛[5]是也。

【校注】

[1] 自高贤：自以为高贵贤达。

[2] 自辨智：自以为善辩和聪明。辨，通“辩”。

[3] 贵倨：高贵傲慢的样子。《史记》云：“郅都迁为中尉。丞相条候至贵倨也，而都揖丞相。”

[4] 僵仆：身体僵直，仆倒在地。

[5] 三部阴阳俱盛：三部，指寸、关、尺。阴阳，指取脉浮取、沉取。俱盛，指左右两手之脉均盛。

【提要】

论述了狂病与癫病的鉴别。

【译文】

五十九难问：狂病与癫病，怎样区别呢？

答：狂病开始发作时，患者睡眠少，没有饥饿感，自以为高贵贤达，自以为善辩聪明，自以为尊贵而傲慢，会毫无缘由地笑，喜好高歌玩乐，到处乱走不能自止。癫病开始发病时，患者情绪低落又闷闷不乐，随后身体僵直，仆倒在地，两目直视。左右手寸、关、尺三部脉的表现是：狂病是阳脉（寸脉）盛，癫病是阴脉（尺脉）盛。

【释义】

1. *癫病与狂病的症状鉴别要点*　本难指出狂病由阳气偏盛所致，即“重阳者狂”。阳主动，故发病时常出现狂妄自大、歌笑无常、登高而歌、弃衣妄行等症状。癫病由阴气偏盛所致，即“重阴者癫”。阴主静，故发病时常出现情绪低落、闷闷不乐、两目直视、僵仆或沉默痴呆、多疑善虑、语

无伦次等症状。

《内经》认为狂是由阳气亢盛，逆乱所致，称为阳厥。《素问·病能论》云："有病怒狂者，此病安生？岐伯曰：生于阳也。帝曰：阳何以使人狂？岐伯曰：阳气者，因暴折而难决，故善怒也。病名曰阳厥。"《内经》明确提出癫的表现，如《灵枢·癫狂》云："癫疾始作，而引口啼呼喘悸者，候之手阳明、太阳，左强者攻其右，右强者攻其左，血变而止。癫疾始作，先反僵，因而脊痛，候之足太阳、阳明、太阴、手太阳，血变而止。"同篇指出了治疗癫则采用泻法，云："治癫疾者，常与之居，察其所当取之处，病至，视之有过者写之。置其血于瓠壶之中，至其发时，血独动矣；不动，灸穷骨二十壮。"

2. **狂病与癫病的脉象特点** 本难指出癫狂的共同特点为"三部阴阳俱盛"。寸脉属阳，尺脉属阴，狂病脉象见两寸俱盛，癫病脉象为两尺俱盛。

【结语】

本难论述了狂病与癫病的症状表现及脉象特点。癫与狂均是情志失调导致的以精神障碍为主的一类病证，两者性质不同，癫病为阴主静，狂病为阳主动。本难所论"其脉三部阴阳俱盛"与《难经·二十难》的"重阳者狂""重阴者癫"义同。本难内容与《内经》的《灵枢·癫狂》等篇精神相一致，为后世医家论治癫狂奠定了理论基础。

【医案】

一女子年十五，因气恼，患语言颠倒，欲咬人打物，偷藏东西，时哭时笑，心怕胆小，饮食不知饥饱，身体发热。以防风通圣散加生地黄、牡丹皮，二服即安。（明·龚信《古今医鉴》）

六十难

【原文】

六十難曰：頭心之病，有厥痛[1]，有真痛[2]，何謂也？

然：手三陽之脉，受風寒，伏留而不去者，則名厥頭痛；入連在腦者，名真頭痛。其五藏氣相干，名厥心痛；其痛甚，但在心，手足青[3]者，即名真心痛[4]。其真心痛者，旦發夕死，夕發旦死。

【校注】

[1] 厥痛：指气机逆乱而引起的疼痛。

[2] 真痛：指病邪直接停留某处而引起的剧烈疼痛。

[3] 青：青紫，清冷。滑寿注："手足青之'青'，当作'清'，冷也。"

[4] 真心痛：滑氏注："'真'字下当欠一'头'字。"

【提要】

提出了厥头痛、真头痛、厥心痛、真心痛的概念，论述了厥头痛、真头痛、厥心痛、真心痛的病机、症状特点及预后。

【译文】

六十难问：头痛病和心痛病，有的称厥心痛、厥头痛，有的称真心痛、真头痛，这是为什么呢？

答：手三阳经脉感受风寒之邪，邪气稽留不去，循经上行于头部而发生的头痛，称为厥头痛；如果邪气深入于脑引起的头痛，称为真头痛。五脏气机逆乱触犯于心而引起的心痛，称为厥心痛；心痛剧烈，限于心脏部位，手足青紫发凉，称为真心痛。真头痛和真心痛病情危重，若早晨发作到当天晚上可能就会死亡，若晚上发病到次日清晨可能就会死亡。

【释义】

1. *厥头痛、厥心痛和真头痛、真心痛的概念* 本难指出凡经脉或他脏先病而影响于头、心发生疼痛者，称为厥痛。其中，影响于头者称厥头痛，影响于心者称厥心痛。凡由头脑或心脏局部剧烈疼痛者，称为真痛。其中，深入于脑的头痛为真头痛，心自身受邪所致的心痛为真心痛。

2. *厥头痛、厥心痛和真头痛、真心痛的病机* 本难指出厥头痛是由于风寒之邪侵袭手三阳经脉，引起经气逆乱所致，厥心痛是由五脏气机逆乱影响到心所致；真头痛是由于邪气深入于脑髓而直接引起的头痛，真心痛是心本身受邪而引起剧烈心痛。

3. *厥心痛、厥头痛和真心痛、真头痛的症状特点及预后* 本难指出厥头痛和厥心痛皆受他病影响所致，故病情轻，痛势缓。真头痛、真心痛病位在脑、心，病情重，痛势急，“旦发夕死，夕发旦死”。

关于厥头、心痛与真头、心痛的记载，首见于《灵枢·厥病》。本难对厥头痛、厥心痛和真头痛、真心痛的病因病机在《内经》基础之上做了进一步阐发，指出厥头痛是由于风寒之邪侵袭手三阳经脉，引起经气逆乱所致，厥心痛是由五脏气机逆乱影响到心所致；真头痛是由于邪气深入于脑髓而直接引起的头痛，真心痛是心本身受邪而引起剧烈心痛。

厥头痛、厥心痛病势轻，真头痛、真心痛病势重。关于厥头痛、厥心痛，真头痛、真心痛的鉴别，见表11。

表11　《难经》厥头痛、厥心痛，真头痛、真心痛鉴别表

病名	病机	症状特点	预后
厥头痛	手三阳经脉受到寒邪侵袭，留而不去，循经上行头部	头痛剧烈，部位在手三阳经循行范围内	预后较好
厥心痛	脏腑气机逆乱，影响到心	心脏部位疼痛剧烈，安卧和休息较轻，活动后加重	预后较好
真头痛	寒邪侵入于脑深入脑髓	头痛剧烈，深入脑中	预后不良
真心痛	脏腑气机逆乱，导致气血痹阻，心之脉络不畅通	心脏部位疼痛剧烈，伴有手足青紫、发凉	预后不良

【结语】

本难提出了厥头痛、真头痛、厥心痛、真心痛的概念，论述了厥头痛、真头痛、厥心痛、真心痛的病机、症状特点及预后。对后世医家从经脉循行角度确定病位、辨治相关病证具有重要指导价值。

【医案】

蒋胸右偏痛，呼号欲绝，日夕不能卧。医初疑胃气，疏香燥破气方，不应，改用乳香、当归、延胡、灵脂，由气分兼入血分，乃益痛，更谓心痛彻背。予问曾呕吐否，曰未也。予谓痛不在心胃，乃胸痹耳。症由胸中阳微，浊阴上干。仲景治胸痹喘息短气，用栝蒌薤白白酒汤通阳豁痰，复加半夏，正合斯症。仍加橘红，一啜遂定。（清·林珮琴《类证治裁》）

六十一难

【原文】

六十一難曰：經言望而知之謂之神[1]，聞而知之謂之聖[1]，問而知之謂之工[1]，切脉而知之謂之巧[1]，何謂也?

然：望而知之者，望見其五色[2]以知其病。聞而知之者，聞其五音以别其病。問而知之者，問其所欲五味，以知其病所起所在也。切脉而知之者，診其寸口，視其虛實，以知其病，病在何藏府也。經言：以外知之曰聖，以内知之曰神[3]，此之謂也。

【校注】

[1] 神、圣、工、巧：在此分别指望诊、闻诊、问诊、切诊四种诊察方法。丹波元胤注："望闻与问，以医之视听测病人之情态，故曰神、曰圣、曰工；唯诊脉一事，在于手技，故曰巧也。"

[2] 五色：指患者皮肤呈现的青、赤、黄、白、黑五种色泽。面之五色是五脏精气在体表的外现，能反映五脏精气盛衰状况，如《素问·脉要精微论》云："夫精明五色者，气之华也。"

[3] 以外知之曰圣，以内知之曰神：滑寿注："以外知之，望、闻；以内知之，问、切也。神，微妙；圣，通明

也。又总结之，言圣，神，则工巧在内也。”

【提要】

论述了望、闻、问、切四种诊察方法。

【译文】

六十一难曰：医经中说，医生以望诊来诊断疾病的，称为神；以闻诊来诊断疾病的，称为圣；以问诊来诊断疾病的，称为工；以切脉来诊断疾病的，称为巧，这是为什么呢？

答：医生用望诊诊察疾病，就是通过观察患者颜面及皮肤的青、赤、黄、白、黑五色的变化来了解病情。医生用闻诊诊察疾病的，就是听患者所发出的呼、笑、歌、哭、呻五声辨别疾病。医生用问诊诊察疾病的，就是通过询问患者对酸、苦、甘、辛、咸五味的喜恶，了解疾病的起因和病变部位。医生用切脉诊察疾病的，就是通过切寸口脉，审察三部脉气虚实，了解疾病及其所在脏腑。医经中说，通过诊察患者外部症状表现了解病情的医生，称之为圣；通过诊察证候来判断患者脏腑的内部变化了解病情，把握疾病发展规律的医生，称之为神。就是这个道理。

【释义】

1. 望、闻、问、切四种诊察方法 望诊，指医生通过视觉观察患者表现于外的神、色、形等的变化来诊断疾病的方法。

望诊包括：望面部、望神色、望形态、望舌苔等，本难仅以五色为例加以说明。《素问·五藏生成》对望五色的具体内容及预后善恶有详细论述，指出：“五藏之气，故色见青如草兹者死，黄如枳实者死，黑如炲者死，赤如衃血者死，白如枯骨者死，此五色之见死也。青如翠羽者生，赤如

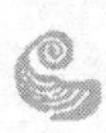

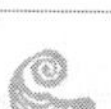

鸡冠者生，黄如蟹腹者生，白如豕膏者生，黑如乌羽者生，此五色之见生也。”

闻诊，指医生通过听声音和嗅气味来诊断疾病的方法。闻诊内容，一般包括闻患者的语言、呼吸、咳嗽、呕吐、肠鸣、呻吟等，以及患者口气、鼻气、痰气和各种分泌物、排泄物等的异常气味。本难仅从听五声来加以论述，正如叶霖在《难经正义》中指出：“闻而知之者，闻其音声，分别清浊，以察其病也。”

问诊，指医生通过询问患者以了解病情进行诊断疾病的方法。临床问诊的内容，包括主要症状、发病时间、就诊经过、个人病史、家族病史、饮食习惯、居住环境等内容。本难是从患者的寒热、动静、喜好及对五味的喜恶来阐述的。

切诊，指医生通过对患者寸口、人迎、腹部、趺阳等处进行切按，来诊断疾病的方法。切诊，包括脉诊和按诊，以脉诊尤为精妙。关于脉诊具体内容历代医家颇有心得，可参见王叔和《脉经》、李时珍《濒湖脉诀》加以体会和学习。

2. **四诊合参的重要性** 本难望、闻、问、切四诊并提，认为四诊在诊断中各自作用不同，诊察角度不同，因而不能互相替代。指出在临床实践中，要熟练掌握四诊每一种诊法的应用，做到四诊合参，形神并察，全面综合分析患者的症状表现，才能作出正确的诊断。《内经》《难经》均强调四诊合参的重要性，反对单独用某种诊法的片面做法，如《素问·征四失论》云：“诊病不问其始，忧患饮食之失节，起居之过度，或伤于毒，不先言此，卒持寸口，何病能中？”

【结语】

《难经》首次明确地将望、闻、问、切四诊并提，并强调四诊合参的重要性。四诊是古代医家在临床实践中总结出来的诊察疾病的方法，提示医生诊治疾病时一定要四诊合参，全方位考察病情，如此才能客观准确地得出诊断结果。

【医案】

石　阳黄乃湿从热化，瘀热在里，蒸动胆液，泄而为黄，明如橘子，今目黄面色亮，头眩，胸痞不渴，肢倦少力，手足心热，大肠结，遇劳则甚，脉右大左虚濡。虽系湿甚生热，然平人脉大为劳，且疸久不愈，乃劳力伤气之候。用补中参渗湿法，潞参、茯苓、薏米、于术各钱半，鸡内金、茵陈、针砂各二钱，山栀、甘菊、丹皮各一钱，炙草五分。数服眩痞除，食颇加，去甘菊、山栀，加黄芪、白芍（俱炒）二钱、莲子（炒）十粒。又数服，黄渐退。（清·林珮琴《类证治裁》）

六十二难

【原文】

六十二難曰：藏[1]井滎[2]有五，府[3]獨有六者，何謂也？

然：府者陽也，三焦行於諸陽，故置一俞[4]，名曰原[5]。府有六者，亦與三焦共一氣[6]也。

【校注】

[1] 藏：通“脏”，指五脏。

[2] 井荥：指十二经脉分布在肘膝关节以下的井、荥、

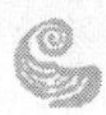

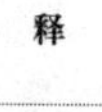

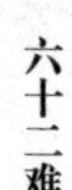

输、经、合五个特定腧穴，合称五输穴。此处以井荥代指五输穴。

[3] 府：通“腑”，指六腑。

[4] 俞：指腧穴，是人体经络之气输注于体表的特殊部位。

[5] 原：本原、真元之义，此处指原穴，原穴首载于《灵枢·九针十二原》，是脏腑原气经过和留止的腧穴。

[6] 共一气：指原气贯通于诸阳之腑和三焦之中。气，指原气。

【提要】

论述了六腑经脉独有原穴的道理。

【译文】

六十二难问：五脏的各条经脉分别有井、荥、输、经、合五个特定腧穴，六腑的各条经脉却有六个特定腧穴，这是为什么呢？

答：腑的性质属阳，三焦将原气输布运行于各阳经，因而六腑经脉各多了一个穴位，这个穴位命名为原穴。六腑各条经脉有五输穴、原穴共六个特定腧穴，这个原穴是三焦之气与其他五脏相贯通之处。

【释义】

1. 六腑经脉独有原穴　本难指出手足三阴经脉的原穴即是五输穴中的输穴，即以输为原。也就是说，手足三阴经脉的五输穴中的输穴具有两种属性，既是五输穴中的输穴，又是原穴，《类经图翼》云“阴经之输并于原”，所以手足三阴经脉有井、荥、输、经、合五个输穴。手足三阳经脉在五输穴基础上，又多一原穴，故为六个输穴，手足三阳经脉设原穴的道理是：六腑属阳，三焦之气常运行在阳经，三焦之气通过原穴贯通于五脏。

2. **原穴、原气与三焦的关系** 原穴是脏腑原气输注经过和留止之处。原气根于肾，通过三焦输布全身，它既是人体生命活动的动力，又是十二经脉的根本。三焦为原气之别使，三焦通过不同的气化作用，通过经脉将原气输布全身，促进脏腑作用，正如《难经·第三十八难》指出的三焦“有原气之别焉，主持诸气”。

本难对于针刺原穴以调整脏腑虚实具有重要指导意义。《难经·第六十六难》指出“五藏六腑之有病者，皆取其原也”。例如，病在心经，可取其原穴神门针刺治疗。若互为表里的脏腑两经同病，可据此采取原络配穴法进行针刺治疗，原，即原穴；络，即络穴。根据脏腑阴阳表里的相互关系和影响，先病脏腑为主，取其经脉的原穴，后病者为客，取其相表里经脉的络穴共同进行针刺，对于各种内伤杂病有较好疗效。例如，脾经先病，取其原穴太白，胃经后病，取其络穴丰隆，进行针刺治疗。

3. **“俞”的不同含义** “俞”字在《难经》中多次出现，含义各不相同，因此，辨析“俞”字的字意对于理解《难经》的原文意义很大，归纳“俞”字的意义如下。一是指穴位的统称，这一含义的“俞”字在现代针灸学术语均作“腧”，如本难云“故置一俞”。二是指五输穴中的第三个穴位的专称，这一含义的“俞”字在现代针灸学术语均作“输”，如《难经·六十八难》云“各有井、荥、俞、经、合”。三是指背俞穴，这一含义的“俞”字在现代针灸学术语均作“俞”，如《难经·六十七难》云“俞在阳者”。

【结语】

本难论述了六腑经脉独有原穴的道理，以及原气与三焦

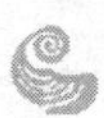

的关系，该理论对临床针刺原穴调治相关脏腑疾病具有重要指导意义。

【医案】

戈某，男，23 岁，中国人民解放军 8011 部队战士。1962 年 2 月 19 日来院就诊。

主诉：头痛，恶寒发热，全身酸痛。

病史：半月前突然头痛，恶寒发热，全身酸痛，曾经多方治疗，不见好转，且日渐加重。故由同志们送来，邀余诊治。

检查：恶寒蜷卧、四肢厥冷，精神萎靡，嗜睡，呕吐不能食或食入则吐，口不渴有时渴喜热饮，下利清谷，小便清白，两手脉沉微而细，以手试口鼻，呼出冷气，舌淡、苔白滑而润。体温 38.2℃，胸透心肺无异常。

诊断：伤寒。

辨证：阳虚阴盛，少阴寒化。

治则：回阳救逆，温中散寒。

取穴：列缺（双） 风门（双） 合谷（双） 三阴交（双） 足三里（双） 跗阳（双）。上穴以平补平泻手法施针，留针 30 分钟，每 5 分钟行针得气一次。

经连续施针治疗三次后，手足稍温，恶寒大减，蜷卧亦较前好转。但仍疲乏倦怠，面色㿠白，口唇发绀，脉沉微涩。

宗上方，以补法施针治之，留针 30 分钟，每 5 分钟行针得气一次。足三里、三阴交二穴，起针后，每穴施艾灸 30 壮。

又连续施术治疗二次后，手足温如常人，转侧自如，精神尚佳，食欲稍增。

宗上方、上法，施术继续治疗五次后，口唇发绀消失，面色红润，诸上症状消失。停针、艾灸，痊愈。

按：列缺穴为肺经之络穴，施针刺之，可宣肺气之郁闭；合谷穴为大肠经之原穴，施针刺之，可解肌发汗，这两个穴位的配合应用体现了“原络配穴”法。（周志杰《实用针灸医案选》）

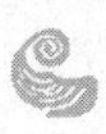

六十三难

【原文】

六十三難曰：《十變》[1]言，五藏六府滎合[2]，皆以井為始者，何也？

然：井者，東方春[3]也，萬物之始生。諸蚑行喘息[4]，蜎飛蠕動[5]，當生之物，莫不以春而生。故歲數始於春，日數始於甲，故以井為始也。

【校注】

[1]《十变》：两种解释，一说为古医书名，现已亡佚。一说据日本的滕万卿《难经古义》注：“古书籍名”。

[2] 荥合：五输穴的简称。

[3] 春：《难经本义》作“木”。

[4] 蚑（qí 奇）行喘息：蚑，虫类徐行之意。喘息，呼吸。蚑行喘息，指虫子爬行和呼吸。

[5] 蜎（yuān 渊）飞蠕动：蜎，形容虫子爬行的屈曲蠕

动的样子。蠕，慢慢地爬动。蜎飞蠕动，指昆虫的飞翔和爬动。

【提要】

论述了五脏六腑经脉的五输穴以井穴为始的道理。

【译文】

六十三难问:《十变》上说，五脏六腑的经脉均有井、荥、输、经、合五输穴，五输穴起始于井穴，这是什么原因呢?

答:井穴，在方位上属于东方，五行属木，与春季相应，春季万物始发，各种蛰伏的昆虫缓慢爬行飞翔，各种生发之物都是依赖于春生之气得以生长。所以一年开始于春季，日干始于甲。因此，手足三阴三阳经脉的五输穴皆以井穴为开始。

【释义】

本难阐述了五输穴以井穴为始的道理　井穴在五行方位季节属性上与东方、木和春季相应。文中以万物生发、蛰虫蠕动皆始于春作比喻，言万物皆始于春，人与天地自然相应，故人体手足三阴三阳经脉的五输穴中，以井穴为始。

该理论对后世医家运用井穴诊治疾病产生了重要影响。例如，临床上常用井穴主治急重症，如金元医家张从正应用井穴治疗喉痹，其在《儒门事亲》中云:“凡妇人、男子，喉闭肿痛不能言者，刺两手大拇指爪甲如韭叶，少商井穴也。以铍针浅刺去血，立愈。”清代医家吴谦等应用井穴治疗中风昏迷，其在《医宗金鉴》中云:“凡初中风跌倒，卒暴昏沉，痰盛，不省人事，牙关紧闭，药水不下，急以三棱针刺中冲、少商、商阳、关冲、少冲、少泽，使血气流通，实起死回生急救之妙法也。”

【结语】

本难运用取象比类的思维方法，论述了五输穴中以井穴为始的道理，该理论对后世医家产生了重要的影响，拓展了井穴的主治范畴。

六十四难

【原文】

六十四難曰：《十變》又言，陰井[1]木，陽[2]井金；陰滎[3]火，陽滎水；陰俞[4]土，陽俞木；陰經[5]金，陽經火；陰合[6]水，陽合土。陰陽皆不同，其意何也？

然：是剛柔之事[7]也。陰井乙木，陽井庚金。陽井庚，庚者，乙之剛也；陰井乙，乙者，庚之柔也。乙為木，故言陰井木也；庚為金，故言陽井金也。餘皆仿此。

【校注】

[1] 阴井：阴，指手足三阴经。井，指井穴，五输穴之一。

[2] 阳：阳，指手足三阳经。

[3] 荥：荥穴，五输穴之一。《灵枢·九针十二原》云："所溜为荥。"

[4] 俞：同"输"，输穴，五输穴之一。《灵枢·九针十二原》云："所注为输。"

[5] 经：经穴，五输穴之一。《灵枢·九针十二原》云："所行为经。"

[6] 合：合穴，五输穴之一。《灵枢·九针十二原》云："所入为合。"

[7] 刚柔之事：指阴经、阳经五输穴五行属性的阴阳制约关系。刚柔，即阴阳。丁锦注："井荥输经合，俱以五行阴阳为配偶，但又一阴一阳相克，是何意也？言阳与阴配合，取刚柔之义耳，如阴井木，阳井金，是乙为庚合也。乙为阴木，和庚之阳金，故曰庚乃乙之刚，乙乃庚之柔也……如此配合，则刚柔相济，然后气血流通不息。"

【提要】

论述了阴阳经脉五输穴五行配属规律。

【译文】

六十四难问：《十变》又说，阴经的井穴在五行中属木，阳经的井穴在五行中属金；阴经的荥穴在五行中属火，阳经的荥穴在五行中属水；阴经的输穴在五行中属土，阳经的输穴在五行中属木；阴经的经穴在五行中属金，阳经的经穴在五行中属火；阴经的合穴在五行中属水，阳经的合穴在五行中属土。阴经和阳经的五输穴对应的五行属性均不相同，这其中的道理是什么呢？

答：这是阴经和阳经五输穴五行阴阳属性不同，阴阳互根互用的缘故。阴经的井穴天干在乙，五行属木，阳经的井穴天干在庚，五行属金。阳经的井穴天干在庚，庚属阳，是乙的阳刚。阴经的井穴天干在乙，乙属阴，是庚的阴柔。乙在五行属木，所以说阴经的井穴五行属木；庚在五行属金，所以说阳经的井穴五行属金。其他五输穴的阴阳配属，均可以此类推。

【释义】

阴阳经脉五输穴五行配属规律　本难以“阴井乙木，阳井庚金”为例，说明阴经井穴为乙木，阳经井穴为庚金，以阳合阴，以刚济柔，所以说“庚者，乙之刚；乙者，庚之柔”。依此类推。

关于五输穴的阴阳五行属性，早在《灵枢·本输》有载；该篇指出：“肺出于少商，少商者，手大指端内侧也，为井木……心出于中冲，中冲，手中指之端也，为井木……肝出于大敦，大敦者，足大指之端及三毛之中也，为井木……脾出于隐白，隐白者，足大指之端内侧也，为井木……肾出于涌泉，涌泉者，足心也，为井木……膀胱出于至阴，至阴者，足小指之端也，为井金……胆出于窍阴，窍阴者，足小指次指之端也，为井金……胃出于厉兑，厉兑者，足大指内次指之端也，为井金……三焦者，上合手少阳，出于关冲，关冲者，手小指次指之端也，为井金……手太阳小肠者，上合手太阳，出于少泽，少泽，小指之端也，为井金……大肠，上合手阳明，出于商阳，商阳，大指次指之端也，为井金。”文中只将手足三阴三阳十一条经脉（缺手少阴心经）五输穴中的井穴是阴经配井木，阳经配井金，其余的荥、输、经、合穴均未标明其五行属性。

本难将手足三阴经的五输穴标注为井木、荥火、输土、经金、合水；手足三阳经的五输穴标注为井金、荥水、输木、经火、合土。该配属法为后世医家应用五输穴治疗相关脏腑疾病奠定了理论基础，也为后世提出母子补泻法提供了理论依据。例如，井穴属木，五脏之中肝亦属木，凡是与肝有关的疾病可选取针刺井穴治疗；再如，肝经属木，肝经的荥穴行间属火，火为木所生，行间就是肝经的子穴；合穴曲泉属水，木为水所生，曲泉就是肝经的母穴。临床上按照

“虚则补其母，实则泻其子”的治则，可以分别取用子穴行间和母穴曲泉用以治疗肝病的实证和虚证。五输穴五行属性如表12、表13。

表12　阴经五输穴表

经脉名称	井（木）	荥（火）	输（土）	经（金）	合（水）
手太阴肺经	少商	鱼际	太渊	经渠	尺泽
手厥阴心包经	中冲	劳宫	大陵	间使	曲泽
手少阴心经	少冲	少府	神门	灵道	少海
足太阴脾经	隐白	大都	太白	商丘	阴陵泉
足少阴肾经	涌泉	然谷	太溪	复溜	阴谷
足厥阴肝经	大敦	行间	太冲	中封	曲泉

表13　阳经五输穴表

经脉名称	井（金）	荥（水）	输（木）	经（火）	合（土）
手阳明大肠经	商阳	二间	三间	阳溪	曲池
手少阳三焦经	关冲	液门	中渚	支沟	天井
手太阳小肠经	少泽	前谷	后溪	阳谷	小海
足阳明胃经	厉兑	内庭	陷谷	解溪	足三里
足少阳胆经	足窍阴	侠溪	足临泣	阳辅	阳陵泉
足太阳膀胱经	至阴	足通谷	束骨	昆仑	委中

【结语】

本难论述了阴阳经脉五输穴五行配属原则，对于指导临床针刺治疗五脏疾病具有重要意义。

【医案】

季某，男，39岁，1969年元月9日来院就诊。

主诉：头痛，咳嗽半月。

病史：近半月来，反复头痛、头晕，发热发冷，咳嗽缠绵不止，有时胸脘痞闷，纳食欲呕，咳痰色白而黏，头胀鼻塞。

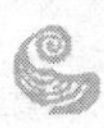

检查：素为痰湿之体，舌淡、苔白腻，脉浮而濡。体温37.5℃，胸透心肺无异常。

诊断：外感咳嗽。

辨证：痰湿素盛，复感外邪，风寒束表。

治则：解表化湿，止嗽祛痰。

取穴：太渊（双）　肺俞（双）　风门（双）　尺泽（双）　复溜（双）　膏肓（双）　肾俞（双）。

上穴均用泻法施针，每次留针30分钟，每5分钟行针得气1次。经连续治疗2次后，诸上症状减轻。

宗上方，以平补平泻手法施术治之，每次留针20分钟，每3分钟行针得气1次，又经3次施术治疗后，诸上症状消失，痊愈。

按：肺经实证，取本经合穴尺泽穴（水为金之子），体现了本经“母子补泻”法的运用。（周志杰《实用针灸医案选》）

六十五难

【原文】

六十五難曰：經言，所出為井[1]，所入為合[2]，其法[3]奈何？

然：所出為井，井者，東方、春也，萬物之始生，故言所出為井也。所入為合，合者，北方、冬也，陽氣入藏，故言所入為合也。

【校注】

[1] 井：井穴，经气开始发出的穴位，多在指、趾尖端。井穴属木，应春，属东方。

[2] 合：合穴，经气由体表经由体内深部的穴位，多在肘、膝关节处。合穴属水，应冬，属北方。

[3] 法：法则，原则。

【提要】

论述了井穴、合穴的含义及其流注次序。

【译文】

六十五难问：医经上说，经气开始发出的穴位称井穴，经气由体表进入体内深部的穴位称合穴，它的原理是什么呢？

答：经气始发的穴位称井穴，所谓井穴，与东方、春季相应，万物萌发生长，所以经气开始产生的穴位称井穴。经气由体表渐行渐深，进入体内深部的穴位称合穴，所谓合穴，与北方、冬季相应，阳气潜藏入里，所以经气由表入里的穴位称合穴。

【释义】

井穴、合穴的含义及其流注次序　手足三阴三阳经脉的井穴位于手足末端，为五输穴之始出，即《难经·六十三难》提出“五藏六府荥合，皆以井为始者”；井穴与四时之春、方位之东相应，春季阳气升发，自然界万物开始生长，东方是太阳升起的地方，春、东、升发、生长皆属阳，与各经脉之气从井穴开始流注相应，故《灵枢·九针十二原》云“所出为井”。合穴多在肘、膝关节处，与四时之冬、方位之北相应，北方和冬季皆属阴，冬季阳气伏藏于内，经脉之气经过“所出为井，所流为荥，所注为输，所行为经”，由浅入深，至合穴入合于内，故云“所入为合”。自然界有春夏秋冬四时往复，东南西北四方运行，经脉之气也有深入浅出流注，周而复始，循环无端。

本难可与《难经·六十四难》《难经·六十八难》《难经·七十难》相参，五输穴的经气从井穴经过荥穴、输穴、经穴，汇入合穴，同时五输穴的经气盛衰亦与四时相应。这一理论在临床应用主要有二：一是根据五输穴经气盛衰不同，四时不同，从而针刺不同的五输穴进行治疗，如元代针灸家王国瑞在《扁鹊神应针灸玉龙经》云：“但用八法五门，分主客而针无不效……五门者，井、荥、俞、经、合也，春刺井，夏刺荥，秋刺经，冬刺合。”二是根据五输穴经气流注盛衰不同，采用不同的针刺补泻手法，从而提高疗效，正如《灵枢·本输》云：“春取络脉，诸荥，大经分肉之间，甚者深取之，间者浅取之。”

【结语】

本难论述了井穴、合穴的含义及其流注次序，通过井穴与自然界时令、方位取象比类的分析，阐述了经脉之气由井穴开始发出在体表运行，通过合穴入于体内深部的循经流注情况，确立了井穴、合穴在经脉循行中的重要地位，以及在临床应用中的重要性。

【医案】

沙某，女，29 岁，1963 年 8 月 7 日来院就诊。

主诉：产后排尿困难一月余。

病史：二胎顺产，产后半小时，发生排尿困难，每天需导尿。排尿时阴道、腰部及少腹胀痛难忍。曾服利尿药效果不显，产后七天内恶露不下。服用大量活血药，但小便仍感困难。

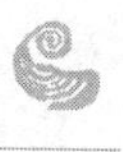

检查：小腹膨胀如鼓，拒按，伴有气短乏力，精神萎靡，痛苦面容，舌质淡、苔白薄，脉虚弱。

诊断：癃闭。

辨证：产后肾气损伤，致使膀胱气化无权而小便不通，加之内服大量利尿剂，重伤肾气，故日久不愈。

取穴：阴陵泉（双）　三阴交（双）　中极上穴

以强泻手法施针刺术，留针30分钟，每5分钟行针得气1次。起针后，中极穴施艾灸50壮。经施术治疗1次后，已能排少量尿，但不通畅，故改用益气补肾之法治之。

宗上方，加取合谷（双）　太溪（双）以补法施针刺术，留针30分钟，每5分钟行针得气1次。起针后，每次施艾灸30壮。施术半小时后，排尿10 000毫升，以后一切正常。

按：肾有邪气，使肾的固摄和气化作用失常，可以出现二便的失常，针刺合穴，可以使肾中的阴阳平衡，恢复肾的固摄和气化作用。阴陵泉为脾经之合穴，针刺可健脾利湿，调补肝肾。（周志杰《实用针灸医案选》）

六十六难

【原文】

六十六難曰：經[1]言，肺之原[2]出于太淵，心之原出于大陵[3]，肝之原出于太衝，脾之原出于太白，腎之原出于太谿，少陰之原出于兌骨[4]，膽之原出于丘墟，胃之原出于衝陽，三焦之原出于陽池，膀胱之原出于京骨，大腸之原出于合谷，小腸之原出于腕骨。十二經皆以俞為原者，何也？

然：五藏俞者，三焦之所行，氣之所留止也。

三焦所行之俞為原者，何也？

然：齊下腎間動氣[5]者，人之生命也，十二經之根本也，故名曰原。三焦者，原氣之別使也，主通行三氣[6]，經歷于五藏六府。原者，三焦之尊號也，故所止輒為原。五藏六府之有病者，皆取其原也。

【校注】

[1] 经：指古代医经。本难“肺之原出于太渊……小肠之原出于腕骨”与《灵枢·九针十二原》的内容义同。

[2] 原：原穴。

[3] 大陵：心经本无输穴，而以心包经的输穴代之，故此处将心包经的原穴代做心经的原穴。

[4] 兑骨：即神门穴。兑，古同“锐”，尖锐。

[5] 动气：真气。

[6] 三气：宗气、营气、卫气。

【提要】

论述了十二经脉的原穴，以及原气、三焦、原穴的关系。

【译文】

六十六难问：医经上讲，手太阴肺经的原穴是太渊穴，手厥阴心包经的原穴是大陵穴，足厥阴肝经的原穴是太冲穴，足太阴脾经的原穴是太白穴，足少阴肾经的原穴是太溪穴，手少阴心经的原穴是神门穴，足少阳胆经的原穴是丘墟穴，足阳明胃经的原穴是冲阳穴，手少阳三焦经的原穴是阳池穴，足太阳膀胱经的原穴是京骨穴，手阳明大肠经的原穴是合谷穴，手太阳小肠经的原穴是腕骨穴。为什么十二经脉都将输穴当作原穴？

答：因为手足三阴经脉的输穴是三焦之气运行、留止的部位。

把三焦之气运行、留止的部位称为原穴，这是为什么？

答：因为脐下两肾间的动气，是维持人体生命活动的原动力，也是十二经气的根源，所以把肾间动气称作原气。三焦为原气布达全身的通道，掌管通行宗气、营气、卫气，并输布至五脏六腑，因而三焦被尊称为“原”。所以，三焦之气运行、留止的部位称为原穴，五脏六腑的疾病，皆可以取相应原穴进行治疗。

【释义】

1. **十二经脉原穴** 本难所论原穴理论是在《灵枢·九针十二原》的“十二原穴”理论发展而来。关于十二原，主要观点有二：一是，《灵枢·九针十二原》中记载的“阳中之少阴，肺也，其原出于太渊，太渊二。阳中之太阳，心也，其原出于大陵，大陵二。阴中之少阳，肝也，其原出于太冲，太冲二。阴中之至阴，脾也，其原出于太白，太白二。阴中之太阴，肾也，其原出于太谿，太谿二。膏之原，出于鸠尾，鸠尾一。肓之原，出于脖胦，脖胦一。凡此十二原者，主治五藏六府之有疾者也。”认为十二原由手太阴肺经、手厥阴心包经、足厥阴肝经、足太阴脾经、足少阴肾经的原穴加上膏、肓的原穴组成。二是本难提出的十二原是指“肺之原出于太渊，心之原出于大陵，肝之原出于太冲，脾之原出于太白，肾之原出于太谿，少阴之原出于兑骨，胆之原出于邱墟，胃之原出于冲阳，三焦之原出于阳池，膀胱之原出于京骨，大肠之原出于合谷，小肠之原出于腕骨”。十二原是由十二正经的原穴组成。本难的十二原理论补充和发展了《灵枢》的十二原内容。本难的十二原穴见表14。

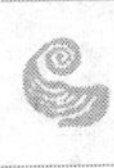

表14　十二经原穴名称表

经　络	十二经脉	原　穴
手三阴经	手太阴肺经	太渊
	手厥阴心包经	太陵（大陵）
	手少阴心经	兑骨（神门）
手三阳经	手阳明大肠经	合谷
	手少阳三焦经	阳池
	手太阳小肠经	腕骨
足三阴经	足太阴脾经	太白
	足厥阴肝经	太冲
	足少阴肾经	太溪
足三阳经	足阳明胃经	冲阳
	足少阳胆经	丘墟
	足太阳膀胱经	京骨

2. *三阴经以俞为原*　本难的“十二经皆以俞为原”，指的是手三阴、足三阴左右共计十二条经脉的输穴即是原穴，明确了手足三阴经输穴和原穴的关系，三阴经的原穴与输穴实为一穴，是经脉中经气会聚之处，所以说“十二经皆以俞为原”。

手足三阳经由于经气充盛，所以原穴与输穴分立，每条经脉各有一个原穴和一个输穴。

3. *原气、三焦、原穴三者的关系*　原气指“脐下肾间动气”，即真原之气，可促进人体生长发育和人体生命活动，是十二经之气的根源所在；三焦主持原气的运行与留止，即“三焦者，原气之别使也”；十二经原穴是三焦原气通行、输布、留止的重要部位，故临床上常以通过调节原穴，使三焦原气畅达，以达到扶正祛邪、治疗疾病的目的，《灵枢·九针十二原》云："五藏六府之有病者，皆取其原也。"

【结语】

本难主要论述了手足三阴经"十二经皆以俞为原"的道理，以及原气、三焦、原穴三者之间的关系。指出肾间真原之气是人体生命活动的原动力，是经脉气血运行的根本，三焦主持原气的运行与留止，即十二经脉原穴是三焦原气汇聚的地方。因此，临床上常取原穴，调治脏腑疾病能起到事半功倍的效果。

《内经》首先提出三焦的名称，如在《灵枢·营卫生会》阐述了三焦之气发出的部位及作用。本难与《难经·八难》《难经·二十三难》《难经·二十五难》《难经·三十一难》《难经·三十八难》《难经·三十九难》《难经·六十二难》等篇，均是在《内经》基础之上，讨论三焦理论的重点篇章。由此可见，《内经》《难经》均重视三焦及其气化作用，因而掌握三焦理论对于临床实践具有重要意义。

归纳《难经》对三焦理论的认识概述如下：一是三焦为六腑之一，与心主（今心包）互为表里，与其他脏腑不同，不分属于五脏，故称为"外腑"。二是三焦的部位分为上、中、下三部，"有名而无形"。三部的作用是传导、受纳、腐熟水谷，分别清浊，排泄糟粕，所以称三焦为"水谷之道路，气之所终始也"。三是三焦的经脉是手少阳三焦经，并与手厥阴心主经（今手厥阴心包经）经气相通。手少阳三焦经与足少阳胆经交汇，原穴是阳池穴。四是三焦通行原气，三焦是人体原气升降出入的道路，人体原气通过三焦畅达全身，所以称三焦为"原气之别使"。五是三焦的原气运行和留止之处为十二经原穴，三焦原气来源于肾间动气，是五脏六腑、十二经脉气化的本源，因此称“原者，三焦之尊号也”。

六十七难

【原文】

六十七難曰：五藏募[1]皆在陰[2]，而俞[3]在陽[4]者，何謂也?

然：陰病行陽，陽病行陰[5]，故令募在陰，俞在陽。

【校注】

[1] 募：募穴，指脏腑经气在前胸腹部聚集的腧穴。

[2] 阴：指人体胸腹部。《素问·金匮真言论》云：“腹为阴。”

[3] 俞：背俞穴，指脏腑经气在腰背部聚集的腧穴。

[4] 阳：指人体腰背部。《素问·金匮真言论》云：“背为阳。”

[5] 阴病行阳，阳病行阴：由于阴阳之气交相互通，阴分的病气会行于阳分的背俞穴，阳分的病气亦可行于阴分的募穴。

【提要】

论述了五脏募穴、背俞穴的分布及作用。

【译文】

六十七难问：五脏的募穴分布于属阴的胸腹部，五脏俞穴则分布在属阳的腰背部，这是为什么呢？

答：位于阴部的邪气，可由阴分而行于阳分的背俞穴。位于阳部的邪气，可由阳分而行于阴分的募穴。所以，募穴分布在属阴的胸腹部位，俞穴分布在属阳的腰背部位。

【释义】

1. **五脏募穴、背俞穴在人体的分布及其阴阳属性** 本难认为五脏募穴为分布于人体胸腹部的腧穴，胸腹部为阴，故募穴属阴。背俞穴为分布于人体腰背部的腧穴，腰背部为阳，故背俞穴属阳。

募穴，首见于《内经》，《素问·奇病论》云："胆虚气上溢而口为之苦，治之以胆募、俞。"本难也指出"五脏募皆在阴，而俞皆在阳"，均有募穴、背俞穴的记载与运用，但无脏腑募穴具体的名称与位置。至晋代，王叔和《脉经》明确指出了期门、日月、巨阙、关元、章门、太仓（中脘）、中府、天枢、京门、中极等十个募穴的名称和位置，皇甫谧在《针灸甲乙经》中又补充了三焦募石门，后人又补充了心包募膻中，至此，脏腑募穴方始完备。

背俞穴，首见于《灵枢·背俞》，但该篇仅载五脏背俞穴的名称和位置；六腑背俞穴，在《素问·气府论》中只提出了"六府之俞各穴"，未列出穴名。此后，晋代医家王叔和在《脉经》中补充了六腑背俞穴中的大肠俞、小肠俞、胃俞、胆俞、膀胱俞五穴，晋代医家皇甫谧在《针灸甲乙经》中，又补充了三焦俞，直至唐代医家孙思邈在《备急千金要方》中补厥阴俞一穴（心包），至此，背俞穴方始完善。脏腑募穴、背俞穴名称见表15。

表 15 脏腑募穴、背俞穴表

六脏	募穴	背俞穴	六腑	募穴	背俞穴
肺	中府	肺俞	大肠	天枢	大肠俞
心	巨阙	心俞	小肠	关元	小肠俞
脾	章门	脾俞	胃	中脘	胃俞
肾	京门	肾俞	膀胱	中极	膀胱俞
肝	期门	肝俞	胆	日月	胆俞
心包	膻中	厥阴俞	三焦	石门	三焦俞

2. *阴病行阳，阳病行阴*　本难认为五脏募、背俞穴是脏腑经气聚集、转输的重要部位。由于五脏募穴行于胸腹，五脏背俞穴行于脊柱两侧，与脏腑的位置较为接近，又由于人体经气阴阳相互贯通，故当外邪入侵，五脏或阴经的病邪就会从阴出于阳分的背俞穴，反之，脏腑或阳经的病邪亦会从阳出于阴分的募穴。所以，五脏受邪，会表现在与之相对应的募、俞穴上，治疗时可以调治相应的募穴或背俞穴，即“阴病行阳，阳病行阴”。

在临床治疗上，可以灵活运用这一理论。例如，治疗体表或阳经的病证，依据募俞相配取穴，可以针刺胸腹部的募穴；治疗内脏或者阴经的病证，可以针刺腰背部的背俞穴，这也是《内经》“从阴引阳，从阳引阴”的治疗原则在针灸治疗中的具体体现。

【结语】

本难论述了五脏募穴、背俞穴的位置、阴阳属性及治疗。阐述了“阴病行阳，阳病行阴”的道理。指出五脏疾病，针刺其所对应的募穴、背俞穴会收到良好的疗效。

【医案】

文某，男，21 岁，中国人民解放军某部战士。1962 年 3

月11日来院就诊。

主诉：小便不利已半年余。

病史：半年前因部队野外训练，回营房后当晚发热，经支队卫生队治疗痊愈。三月前又因部队行军训练，而又患高热，开始在营卫生所就诊治疗，后又转到支队卫生队治疗未愈，致发热缠绵。以后又转来卫生科住院治疗，体温38.2℃，遂按尿路感染治疗，大量用抗生素，病反日重，小便由利渐至尿闭，需固定导尿管以排尿，不得已而出院。后到兰州军区总院行膀胱造瘘术，病势依然无好转，后邀余诊治。

检查：面色淡黄，唇口不荣，形体羸弱，淡漠懒言，发热有汗，脉沉细濡，舌苔黄腻。

诊断：癃闭。

辨证：湿热困遏日久，膀胱痹阻，气化不行。

治则：化湿利水，理滞醒脾。

取穴：膀胱俞（双）　阴陵泉（双）　委阳（双）　中极　太渊（双）

上穴均以泻法施术，每次留针30分钟，每5分钟行针得气1次。经连续施术治疗2次后，发热出汗有好转，饮食略有增加，余症稍减。

宗上方，以补法施术治之，每次留针30分钟，每5分钟行针得气1次。起针后，每穴施点穴术5分钟。又经连续施术治疗8次后，发热出汗已止，已有尿意，遂将导尿管拔除，尿可排出，后又施点穴术，在一次施术过程中不慎碰掉瘘管，换药3次即愈。

宗上方，停针。惟施点穴术治之，又连续施术治疗10次后，饮食如常，体力增加，已能在室内活动，别无不适，停止治疗。

按：膀胱俞为膀胱经之背俞穴，针刺可助气化而利水道；

中极穴为膀胱之募穴，针刺可调节膀胱气化作用，两穴配伍应用可恢复膀胱气化作用。（周志杰《实用针灸医案》）

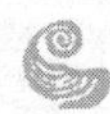

六十八难

【原文】

六十八難曰：五藏六府，各[1]有井、滎、俞、經、合，皆何所主？

然：經言，所出為井，所流為滎，所注為俞，所行為經，所入為合[2]。井主心下滿[3]，滎主身熱[4]，俞主體重節痛[5]，經主喘咳寒熱[6]，合主逆氣而泄[7]。此五藏六府其井、滎、俞、經、合所主病也。

【校注】

[1] 各：《难经本义》作“皆”。

[2] 出、流、注、行、入：入，原作“应”，据《难经本义》改。徐灵胎注：“出，始发源也。流，渐盛能流动也。注，流所向注也。行，通达条贯也。入，藏纳归宿也。”

[3] 井主心下满：井，井穴。吕广注：“井者木，木者肝，肝主满也。”虞庶注：“井法木，以应肝脾，位在心下，今邪在肝，肝乘脾，故心下满，今治之于井，不令木乘土也。”主，治疗。滑寿注“主，主治也。”

[4] 荥主身热：荥，荥穴。虞庶注：“荥为火，以法心，

肺属金，外主皮毛，今心火灼于肺金，故身热，谓邪在心也。故治之于荥，不令火乘金，则身热必愈也。”

[5] 俞主体重节痛：俞，同“输”，输穴。吕广注：“俞者土，土者脾，脾主体重也。”虞庶注：“俞者法土应脾，今邪在土，土必刑水，水者肾，肾主骨，故病则节痛。邪在土，土自病则体重，宜治于俞穴。”

[6] 经主喘咳寒热：经，经穴。吕广注：“经者金，金主肺，肺主寒热也。”

[7] 合主逆气而泄：合，合穴。泄，指泄泻等病证。吕广注：“合者水，水主肾，肾主泄也。”

【提要】

论述了五输穴的含义及其主治病证。

【译文】

六十八难问：五脏六腑的经脉，都有井穴、荥穴、输穴、经穴、合穴，都主治哪些疾病呢？

答：医经中说，经气始发之处称井穴，经气流动旺盛之处称荥穴，经气所流注之处称俞穴，经气通达直流之处称经穴，经气向内深入之处称合穴。井穴主治心胸部以下胀满疾病，荥穴主治热性疾病，输穴主治身体困重、骨节疼痛的疾病，经穴主治气喘、咳嗽、恶寒、发热的疾病，合穴主治气机厥逆、二便泄利的疾病。这就是五脏六腑十二经脉井、荥、输、经、合穴所主治的疾病。

【释义】

1. *五输穴的含义*　本难以“所出为井，所流为荥，所注为俞，所行为经，所入为合”，指出了五输穴的含义。五输穴，在《内经》中亦有记载，《灵枢·九针十二原》云：“凡二十七气，以上下，所出为井，所溜为荥，所注为腧，所行为经，所入为合，二十七气所行，皆在五腧也。”本难所述五输穴的含义与《灵枢·九针十二原》的内容义同。

对于五输穴的认识，《难经》采取了取象比类的方法，以自然界水流的由小到大、由浅入深的流淌的特点，来比喻经气在人体四肢部位的运行状态。经气发出的地方，就好比水的源头，称为“井”；经气逐渐旺盛的地方，就像泉水流注一样，称为“荥”；经气畅行的地方，像泉水由小到大，由浅到深，称为“俞”；经气旺盛的地方，像水流充盛畅快，称为“经”；经气深入会合的地方，就如江河水流入海，称为“合”。

2. *五输穴的主治病证* 本难以五行学说理论为依据，阐述了五输穴主治病证，为临床治疗辨证取穴提供了理论依据。

井穴属木，与肝相应，肝经自足上行，贯穿膈膜，布散胸胁。如果肝有病邪，易横犯脾土，出现肝木克脾土、脾胃失和之证，表现为胸腹痞积，胃脘部胀满不舒。因此，针刺其井穴，可以疏肝理气，消胀除满。

荥穴属火，与心相应，心受邪易热化，导致心火炽盛身热之证。因此，针刺其荥穴，可以清心泻火除热。

俞穴属土，与脾相应，脾主运化，主四肢。若脾失健运，水湿内停，湿邪黏滞困阻四肢，则肢体、关节沉重疼痛。因此，针刺其俞穴，可健脾益气，运化水湿，从而消除肢体关节沉重疼痛。

经穴属金，与肺相应，肺主气，主皮毛，司呼吸。若肺的宣发肃降失司，则会出现咳嗽气喘、恶寒发热之证。因此，针刺其经穴，可恢复肺主皮毛及宣发肃降之功，咳嗽气喘、恶寒发热之疾可除。

合穴属水，与肾相应，肾中的阴阳能调节整体阴阳的平

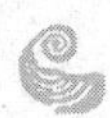

衡。若肾脏受邪，则整体的气机升降失常而出现逆乱。肾司二便，若肾的固摄与气化作用失常，会出现泄利之证。因此，针刺其合穴，可使肾中阴阳平衡，恢复固摄与气化作用。

3. *后世医家多有发挥* 本难中“井主心下满”“荥主身热”“俞主体重节痛”等论述是对五输穴共同主治的概括，后世医家将此理论应用于临床实践，拓展了五输穴主治的内涵，完善了这一理论。

井主心下满：心下满，本指邪热蒙蔽心包引起的心气失常，后世医家拓展“心下满”为急症的代称。因井穴具有清热开窍、恢复神志的功效，故能治疗中风卒倒、不省人事、咽痛、癫痫等一切急性热病，临床上多采用泻法。金代医家刘完素应用井穴治疗急性眼目疼痛，如《素问病机气宜保命集》云：“眼大眦痛，刺手太阳井穴少泽。小眦痛，刺少阳井穴关冲。”

荥主身热：身热，泛指一切热病。因荥穴具有清热泻火、凉血的功效，故能治疗感冒、黄疸、便秘、小便黄赤等脏腑经络热病。宋代医家刘温舒应用荥穴预防与治疗君相二火的热病，如《素问入式运气论奥》云：“火欲发郁，亦须待时……君火相火同刺包络之荥。”

俞主体重节痛：体重节痛，泛指风、寒、湿等邪气侵犯人体引起的以四肢疼痛、麻木不适为主证的疾病。因输穴具有健脾利湿、通经活络、化瘀止痛的功效，故能治疗痛证、痹证等肢体经络疾病。晋代医家皇甫谧应用手太阳小肠经的荥穴后溪治疗颈项部疼痛，如《针灸甲乙经》云：“颈项强，身寒，头不可以顾，后谿主之。”“寒热，颈颔肿，后谿主之。”

经主喘咳寒热：喘咳寒热，指肺经受寒邪或热邪，肺失宣发肃降导致咳喘。因经穴具有宣理肺气、健脾化痰、凉血滋阴、养心安神等功效，故能治疗哮喘、咳嗽等疾病。宋代医家王惟一治疗咳喘采用手太阴肺经的经穴经渠穴，如《铜人腧穴针灸图经》云："经渠……主咳逆上气，喘数久。"

合主逆气而泄：后世医家拓展了逆气而泄的概念及运用，认为"逆气而泄"是脏腑的气机反常，逆向而行。因合穴能调节脏腑作用，如《灵枢·邪气藏府病形》云"合治内腑"，故能治疗反酸、胃痛、胃胀等疾病，如《针灸聚英》记载的四总穴歌"肚腹三里留"，即应用足阳明胃经的合穴足三里治疗胃肠部的疾病。

【结语】

本难运用取象比类的方法对五输穴的意义、排序、五行属性及其主治病证进行了全面的论述，本难是对《内经》五输穴理论的完善与补充。五输穴取穴具有取穴简单、针刺方便、疗效显著的特点，临床应用广泛。

《难经》发挥了腧穴理论，自六十二难至六十八难对腧穴理论进行了阐发，其五输穴和八会穴的认识对后世影响较大。对五输穴的认识主要有以下三点：一是全面论述了五输穴的属性、穴位、临床意义和主治病候，如《难经·六十八难》云："井主心下满，荥主身热，俞主体重节痛，经主喘咳寒热，合主逆气而泄，此五脏六腑井荥俞经合所主病也。"二是发展了五输穴的经气流注理论，五输穴的经气浅深不同，因而针刺手法和方法亦是不同的。三是将五输穴五行化，并且加以运用，根据脏腑的整体性进行补泻，如《难经·七十五难》以肝实肺虚为例，提出"东方实，西方虚，泻南方，补北方"的补泻方法。因为五脏是一整体，发生疾病则会发生阴阳失调、虚实互见、寒热错杂等不同的变化，因此灵活运用五输穴的五行属性，进行针刺治疗。

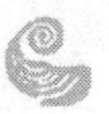

《难经》首先提出"八会穴"理论。八会，指的是脏、腑、气、血、脉、筋、骨、髓的精气汇聚点。《难经·四十五难》指出："腑会太仓，脏会季胁，筋会阳陵泉，髓会绝骨，血会膈俞，骨会大杼，脉会太渊，气会三焦外一筋直两乳内也。热病在内者，取其会之气也。"其中，太仓即中脘，季胁即章门，两乳内即膻中。八会穴的主治在临床上应用广泛。例如，针灸中脘可治腹胀、腹痛等脾胃疾病，章门可治肝脾疾病，阳陵泉、绝骨可治痹证、痿证等。八会穴理论被后世医家奉为圭臬，元代针灸家窦汉卿重视八会穴的应用，在《标幽赋》中云"八脉始终连八会，本是纪纲"。

《难经》五输穴和八会穴理论对于后世针灸学的发展起到了积极的推动作用，提高了针灸临床疗效。

【医案】

蒿某，女，49岁，干部。1962年4月7日来院就诊。

主诉：颜面焮肿热痛六天。

病史：颜面焮肿热痛，已六七天。经当地县医院医生治疗效不明显，现仍憎寒壮热，口干而苦，食少纳呆，时作呕吐，故急来诊治。

检查：头面肿甚，双目肿闭难启。舌质红、苔黄厚而腻，脉弦数。

诊断：大头瘟。

辨证：风热疫毒之气蕴于上焦。

治则：清热解毒，疏透风邪。

取穴：尺泽（双）　少商（双）　合谷（双）　迎香（双）中脘

尺泽、少商二穴，用三棱针点刺放血，合谷，迎香二穴，均以泻法施针术，每次留针30分钟，每5分钟行针得气一次。

经连续治疗两次后，肿势消减大半，舌苔渐退，憎寒壮热、呕吐已止，食欲好转，但双目及耳下仍肿，脉象仍数。

宗上方，减少商，加中脘穴，均以平补平泻手法施术治之，每次留针 30 分钟，每 5 分钟行针得气 1 次。又经连续施术治疗 3 次后，肿势全消，诸上症状悉除。

按：尺泽穴为肺经之合穴，点刺出血，可疏泻肺气，清热和中；少商穴为肺经之井穴，点刺出血，可清肺利咽，两穴与以上穴位配伍应用达到清热解毒，疏透风邪的功用。(周志杰《实用针灸医案选》)

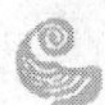

六十九难

【原文】

六十九難曰：經言虛者補之，實者瀉之，不實不虛[1]，以經取之[2]，何謂也？

然：虛者補其母，實者瀉其子[3]。當先補之，然後瀉之[4]。不實不虛，以經取之者，是正經自生病[5]，不中他邪[6]也，當自取其經[7]，故言以經取之。

【校注】

[1] 不实不虚：《难经本义》作“不虚不实”。《素问·厥论》云：“不盛不虚，以经取之”。

[2] 虚者补之，实者泻之，不实不虚，以经取之：虚证用补法治疗，实证用泻法治疗，不实不虚的病证则取本经穴位平补平泻。

[3] 虚者补其母，实者泻其子：据五行学说“母能令子虚，子能令母实”的理论，对某脏（经）的虚证，可以采用补其母脏（经）或母穴的方法进行治疗；对某脏（经）的实证，可以采用泻其子脏（经）或子穴的方法进行治疗。

[4] 当先补之，然后泻之：滑寿注：“先补后泻，即后篇阳气不足，阴气有余，当先补其阳而后泻其阴之意。然于此义不属，非阙误，即衍文也。”

[5] 正经自生病：即本经原发病，非他经虚实演变而来。

[6] 不中他邪：即本经直接感受外在邪气而致的原发病，非他经传邪所致的继发病。

[7] 自取其经：即取本经穴位加以针刺。

【提要】

论述了子母补泻的针刺治疗方法。

【译文】

六十九难问：医经中说，虚证用补法治疗，实证用泻法治疗，不实不虚的病证取本经的穴位进行治疗，这是为什么呢？

答：对虚证的治疗，则采用补其母经或本经母穴的方法治疗，对实证的治疗，则采用泻其子经或本经子穴的方法治疗，应当先用补法，然后用泻法。对于不实不虚的病证，则在本经取穴进行针刺治疗。因为这是本经自病，不是感受了他经的所传之邪而导致的继发病，应当取本经的穴位进行针刺治疗，所以说是“以经取之”。

【释义】

1. *虚者补其母* 本难云："虚者补之""虚者补其母"，指出了针刺治疗虚证的取穴方法，该法分为本经补法和异经补法。

本经补法：又称同经子母补法。即凡属虚证，可取本经中五行属性为母的腧穴治疗的方法，如肾经虚证，取足少阴肾经的经穴复溜，经穴复溜属金，肾属水，金能生水，故金为水之母，即"虚者补其母"的本经针刺治疗方法。

异经补法：又称异经子母补法。即根据十二经所属脏腑的五行关系对虚证进行针刺治疗的方法。例如，心经虚证，心属火，木为火之母，当取足厥阴肝经的井穴大敦，井穴大敦属木，木能生火，木与火为母子相生关系，即"虚者补其母"的他经针刺治疗方法。

2. *实者泻其子* 本难云："实者泻之""实者泻其子"，指出了针刺治疗实证的取穴方法，该法分为本经泻法和异经泻法。

本经泻法：又称同经母子泻法。即凡一脏实证，可取本经五行属性为子的腧穴进行针刺的治疗方法，如肝经实证，肝属木，木能生火，火为木之子。因此，取足厥阴肝经的荥穴行间，行间属火，木与火为母子相生关系，即"实者泻其子"的本经取穴法。

异经泻法：又称异经母子泻法。即根据十二经所属脏腑的五行关系进行对实证针刺治疗的方法，如肺经实证，肺属金，金能生水，水为金之子。因此，取足少阴肾经合穴阴谷，阴谷属水，金与水为母子相生关系，即"实者泻其子"的他经取穴法。

3. *不实不虚，以经取之* 本难提出了"不虚不实，以经取之"的治疗原则，该原则指本经直接感受邪气而发的自

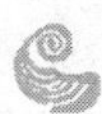

病，并非他经邪气传变而来，其病变性质又有虚实之分。因此，在治疗时要按照本经病性的虚实情况，灵活的运用补泻方法来取穴治疗，才能达到治疗目的。

后世医家在此基础之上，在临床运用中多有发挥，扩大了“虚者补其母，实者泻其子”的临床应用范围，并指导临床中药治疗，如补（母）法当中，常用的方法有滋水涵木即滋养肝肾之阴的方法，适用于肝肾阴虚、肝阳上亢证，常用的代表方剂为一贯煎或六味地黄丸等；培土生金法适用于脾肺虚证，代表方剂为补中益气汤合生脉散；金水相生法适用于肺肾阴虚证，代表方剂为百合固金汤；益火补土法适用于脾肾阳虚证，代表方剂为四神丸、附子理中丸。再如泻（子）法当中，具有代表性的是肝心火盛证，在泻肝火的同时佐以泻心火的黄连、淡竹叶、莲子心等，《金匮要略》的“心气不定，吐血、衄血，泻心汤主之”，指出了心火亢盛所致出血用泻心汤，方中用大黄、黄连、黄芩归胃经，长于泻心火。心为火，胃为土，火生土，土为火之子。此病在心而治胃，正是“实则泻其子”法的灵活运用。

【结语】

本难提出了补母及泻子的针刺治疗方法。补母及泻子之法对后世医家临床针灸及中药治疗具有很大启发，该法至今仍广泛应用于中医临床辨证治疗。

【医案】

心肝有余型心悸（风湿性心脏病心动过速）一例　风湿性心脏病心动过速患者，心率 192/min，用针刺内关、心俞 2 穴，约卧针 20 min，心率即减慢到 170/min，但此时患者全身大汗，恐其虚脱，旋即去针，起针后不久心率又复原状，患者面色皖白、自觉心胸痞闷不舒，心率190/min以上，为心肝有余证，根据实则泻其子原则，取心经的俞穴神门（以心经属火为母，神门属土为子），肝经的荥穴行间（以肝经属木为母，行间属火为子），用泻法针刺，留针5 min检查，心率为180/min，再捻转运针1次，卧针至10 min检查，心率下降到130/min左右，此时脉搏历历可数，再留针1.5 h，心率已减至94/min左右，感到轻松舒适。以后未再施术，20日后随访，据称针后心率迄未增减。

所治病例突发心悸，辨证为心肝有余型心悸，西医诊断为风湿性心脏病心动过速。魏氏认为古人根据五行生克、脏腑经络、补母泻子等理论而制定的配穴法，具有临床意义，因此根据实则泻其子原则，使用五输穴本经补母泻子法，选取心经原穴神门（心经子穴）、肝经荥穴行间（肝经子穴），针刺用泻法而取效。（田元祥《针灸名家医案》）

七十难

【原文】

七十難曰：经言春夏刺淺，秋冬刺深者，何謂也？

然：春夏者，陽氣[1]在上，人氣[2]亦在上，故當淺取之；秋冬者，陽氣在下，人氣亦在下，故當深取之。

春夏各致一陰，秋冬各致一陽[3]者，何謂也？

然：春夏温，必致一陰者，初下針，沉之至腎肝之部[4]，得氣引持[5]之，陰也。秋冬寒，必致一陽者，初内

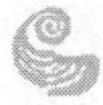

針，淺而浮之至心肺之部[6]，得氣推内[7]之，陽也。是謂春夏必致一陰，秋冬必致一陽。

【校注】

[1] 阳气：泛指自然界中的阳气。

[2] 人气：此处指人体中的阳气。

[3] 春夏各致一阴，秋冬各致一阳：意为春夏季节针刺时，将深层阴分经气向浅层阳分引导；秋冬季节针刺时，宜先浅刺，待得气后再深刺，以将阳分之气引导至阴分。致，取之意。徐灵胎注："致，取也，谓用针以取其气也。"

[4] 肾肝之部：指筋骨间深层。因肝主筋，肾主骨也。

[5] 引持：即引其气而守之，提引之意。

[6] 心肺之部：即皮肤的浅表层，心主脉，肺主皮也。

[7] 内：同"纳"。

【提要】

论述了四时不同，针刺深浅亦不同的道理。

【译文】

七十难问：春夏季节针刺宜浅，秋冬季节针刺宜深，这是为什么呢？

答：春夏季节，自然界的阳气向上，人体的阳气也相应地浮行在浅表，所以在春夏季节用针治疗时，应当浅刺；秋冬季节，自然界的阳气潜藏在地下，人体的阳气也相应地潜藏在筋骨的深层处，所以在秋冬季节用针治疗时，应当深刺。

春夏季节必须引导阴气，秋冬季节必须引导阳气，这是什么道理呢？

答：春夏季节气候温暖，必须引导阴气上达以调养阳气，所以刚进针时，要深刺到肝肾所主的筋骨处，待得气后将针提至皮下，以引导阴气上达于阳分。秋冬季节气候寒冷，必须引导阳气下达以养阴气，所以刚进针时，要浅刺到心肺所主的皮肤血脉处，待得气后将针推纳至深部，以引导阳气下达于阴分。这就是春夏必须引导阴气上达于阳分，秋冬必须引导阳气下达于阴分的针刺方法。

【释义】

1. **春夏刺浅，秋冬刺深**　本难认为春夏季节，气候由温转热，人体内的阳气顺应自然界的阳气浮而上也，向上向外运行，因此，在针刺时应当浅刺。秋冬季节，气候由凉转寒，人体内的阳气也顺应自然界的阳气而潜藏入里，故针刺时应当深刺。

2. **春夏各致一阴，秋冬各致一阳**　本难云“春夏各致一阴，秋冬各致一阳”，指的是“取阴养阳，取阳养阴”的针刺手法。春夏季节针刺时，宜先深刺至阴气所在部位，待得气后，再将针提至皮下表浅层，引导阴气上行以养阳气。秋冬季节针刺时，宜先浅刺，待得气后，再将针深刺至筋骨深层，引导阳气深入于内以养阴气。其道理与《素问·四气调神大论》中“春夏养阳，秋冬养阴”和《素问·阴阳应象大论》中“从阴引阳，从阳引阴”的观点是一致的，充分体现了人与自然界是一个统一整体的观点。

中医学认为人与天地相参，人体内的阴阳之气也会随着自然界气候的变化而有内外出入的变化，针刺治疗也要依据四时气候的变化而采用不同的针刺手法。

【结语】

本难阐述了四时不同，针刺深浅亦不同的道理。该内容是对《内经》“春夏养阳，秋冬养阴”原则的灵活运用。后

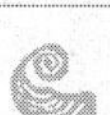

世医家基于四时针刺原则，在临床遣方用药、养生保健中多有发挥。

【医案】

辛未岁，浙抚郭黄崖……公子箕川公长爱，忽患惊风，势甚危笃。灸中冲、印堂、合谷等穴各数十壮，方作声。若依古法而只灸3～5壮，岂能得愈？是当量其病势之轻重而已。

明代医家杨继洲采用灸法治疗本病，非常重视施灸量与疗效的关系，认为“病有浮沉，刺有浅深”，所以施灸亦有大小多寡，主张针对所治病例因病益损，防止太过或不及的失误。如果病重而且病位深而灸少，灸火不足，力不胜邪，白受炮烙。若病浮而灸多，灸火太过，则邪反从之，徒伤皮肉，对于病情亦无益。（田元祥《针灸名家医案》）

七十一难

【原文】

七十一難曰：經言刺榮無[1]傷衛，刺衛無傷榮，何謂也？

然：針陽[2]者，卧針而刺[3]之；刺陰[4]者，先以左手攝按[5]所針滎俞之處，氣散乃内針。是謂刺榮無傷衛，刺衛無傷榮也。

【校注】

[1] 无：通“毋”，不要、禁止的意思。《素问·五常政大论》云：“无盛盛，无虚虚，而遗人夭殃。”

[2] 阳：此处指卫气而言。

[3] 卧针而刺：指横刺，亦称平刺，针身与皮肤平行进针。

[4] 阴：此处指营气而言。

[5] 摄按：指以手往来按摩，目的是使所针之处的卫气散开。摄，牵捏。按，按摩。

【提要】

论述了针刺营卫的深浅及进针方法。

【译文】

七十一难问：医经中说，刺营不要伤卫，刺卫不要伤营，这是什么意思？

答：卫气属阳，部位比较表浅，所以针刺卫分的时候应该采用横刺的进针方法浅刺；营气属阴，部位较深，所以在针刺营分的时候，需要先用左手揉按所要针刺的腧穴部位，使局部的卫气散开，然后再进针到较深层的营分，这样就可以避免损伤到卫气。这就是所说的“刺荣无伤卫，刺卫无伤荣”针刺法。

【释义】

1. 针刺营卫有深浅不同　疾病有表有里，有在深层营分的，也有浅在卫分的。在针刺治疗过程中，首先要根据表里营卫的不同，实施恰当的行针手法与针刺深浅度，做到既不能太过，也不能不及，时刻注意避免伤及无过而损伤正气。说明针刺的方法有着很高的技术要求和严格的操作规程，医生必须熟练掌握从进针到出针的整套操作程序和技术。

2. 卧针而刺之　本难所讲的“卧针而刺之”，是指横刺

（平刺）而言。横刺是将针身与皮肤表面约呈15°角沿皮刺入，适用于皮肉浅薄处。另有斜刺，针身与皮肤表面呈45°角倾斜刺入，适用于不能深刺或不宜深刺的腧穴。还有直刺，针身与皮肤表面呈90°角垂直刺入，适用于全身大多数腧穴，尤其是肌肉丰厚部位的穴位。穴位的皮肤表面位置与深度、方向、角度的正确结合，是正确取穴的关键所在，需要与患者的体质强弱和体形的胖瘦等具体情况相结合而灵活运用。

【结语】

本难论述了针刺营卫的深浅度，以及进针的方法。正确掌握针刺的角度、方向、深度等手法，是获取针感、提高疗效、防止意外事故发生的重要环节。

七十二难

【原文】

七十二難曰：經言，能知迎隨[1]之氣，可令調之；調氣之方[2]，必在陰陽。何謂也？

然：所謂迎隨者，知榮衛之流行，經脉之往來也。隨其逆順而取之，故曰迎隨。調氣之方，必在陰陽者，知其内外表裏，隨其陰陽而調之，故曰調氣之方，必在陰陽。

【校注】

[1] 迎随：逆其方向为迎，顺其方向为随。凡逆着经脉

之气运行方向进行针刺的方法称作迎，为泻法；凡顺着经脉之气运行方向进行针刺的方向称作随，为补法。

[2] 调气之方：此指调和经气的法则。方，法也。

【提要】

论述了迎随补泻的针刺方法及其意义。

【译文】

七十二难问：医经中说，掌握迎随经脉之气的原理及其针刺手法，就能够使经脉之气得到调和；而调和经气的法则，关键在于辨别阴阳。这是什么道理呢？

答：所谓的迎随，是指运用针刺手法之前，首先要懂得营卫之气在经脉中往来运行的方向。根据经脉中气血流动的顺逆方向而进行取穴施针，凡逆着经脉之气的运行方向进行针刺的方法称作迎；凡顺着经脉之气的运行方向而进行针刺的方法称作随。调和经气的方法，必须首先辨别阴阳的意思是：在临床辨证过程中必须首先辨明疾病的内外表里，根据阴阳盛衰变化进行迎随补泻等针法调治，所以医经中强调指出：运用调和经脉之气的法则，关键在于辨别阴阳。

【释义】

1. **迎随补泻法**　本难指出，迎随补泻法是根据经脉中气血流动的方向进行补泻的方法，凡逆经脉之气的运行方向进行针刺的方法称作迎；凡顺经脉之气的运行方向而进行针刺的方法称作随。例如，取尺泽穴治疗肺的病证，如果是实证，实则泻之，采用逆其经气的方法，针锋朝向上臂方向，逆针以夺其气，可泻肺中实邪，如果是虚证，虚则补之，采用顺其经气流行的方向，针锋朝向手腕的方向，顺针以济其气，可补益肺气。

本难的"调气之方，必在阴阳"，强调了在临床上使用迎随补泻法之时，必须首先掌握十二经病变阴阳表里虚实的

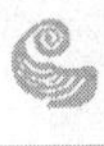

情况，准确辨证后，再施以正确的补泻手法，才能真正地达到补虚泻实的治疗目的。

2. **十二经脉的流注方向** 十二经脉流注方向在《灵枢·逆顺肥瘦》篇中有记载：“手之三阴，从脏走手；手之三阳，从手走头。足之三阳，从头走足；足之三阴，从足走腹。”《难经·二十三难》亦有记载：“手三阳之脉，从手走头……手三阴之脉，从手至胸中……足三阳之脉，从足至头……足三阴之脉，从足至胸。”可互参。

3. **迎随补泻的意义** 在临床实施针刺之时，当以各经营卫之气的运行方向的逆或顺而行针，即运用迎随补泻针刺法，正如《灵枢·终始》所云：“泻者迎之，补者随之，知迎知随，气可令和。”强调针刺治疗要懂得迎随补泻的原则，这样才能使营卫气血调和，阴阳平衡，使疾病痊愈。因此，迎随补泻的意义就是调和阴阳，使之恢复平衡状态。

【结语】

本难阐述了迎随补泻的针刺方法要点及其临床意义。强调针刺治疗要懂得迎随补泻的原则，才能使营卫气血调和，阴阳得以平衡，使疾病痊愈。

七十三难

【原文】

七十三難曰：諸井者，肌肉淺薄，氣少[1]不足使[2]也，刺之奈何?

然：諸井者，木也；滎者，火也。火者，木之子，當刺井者，以滎瀉之。故經言補者不可以為瀉，瀉者不可以為補，此之謂也。

【校注】

[1] 气少：指经气微少。

[2] 不足使：此指不宜使用针刺补泻法。

【提要】

论述了刺井泻荥的针刺方法。

【译文】

七十三难问：各井穴的所在之处都是肌肉比较浅薄的部位，经气微少不适宜使用针刺补泻的手法，应该施以什么样的针法呢?

答：各经的井穴在五行属木，荥穴属火。火为木之子，临床上应当刺泻井穴的时候，可以改用刺泻荥穴的方法，通过“实则泻其子”来实现泻井穴的目的。所以医经中强调指出，当需用补法时不能妄用泻法，当需要泻法时不可乱用补法，就是这个道理。

【释义】

刺井泻荥针刺法　本难指出在临床上，如果需要针刺泻井穴的时候，可用泻荥穴来代替，这是根据“实则泻其子”的原则而采用的变通方法，以免在针刺泻经气微少的井穴时治疗效果不佳或损伤经气。

后世医家对于刺井泻荥方法多有发挥。关于子母补泻的方法，可以从十二经所属脏腑的五行关系，从本经井、荥、经、输、合穴的五行关系，根据病情选穴，但本难只论“泻

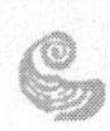

井”。明代汪机在《针灸问对》中云：“此者为泻井者言也，若当补井，则心补其合。”因此，后世有“泻井须泻荥，补井当补合”的说法。刺井泻荥的方法，一般用于治疗慢性疾病；如果治疗急性病，则有十二井放血疗法，以泄热逐邪，疗效十分明显。

【结语】

本难专论刺井泻荥的针刺方法。在临床上，对于各种实证、热证、积血和经络瘀滞、疼痛等病证，均可以采用三棱针刺络法。十二井穴是重要针刺泻血的穴位，点刺出血后，可取得通经活络、开窍泄热、消肿止痛的疗效。

七十四难

【原文】

七十四難曰：經言春刺井，夏刺滎，季夏刺俞，秋刺經，冬刺合者，何謂也？

然：春刺井者，邪在肝；夏刺滎者，邪在心；季夏[1]刺俞者，邪在脾；秋刺經者，邪在肺；冬刺合者，邪在腎。

其肝、心、脾、肺、腎，而繫於春、夏、秋、冬者，何也？

然：五藏一病，輒有五也。假令肝病，色青者，肝也；臊臭[2]者，肝也；喜酸者，肝也；喜呼者，肝也；喜泣者，肝也。其病衆多，不可盡言也。四時有數，而並繫於春、夏、秋、冬者也。針之要妙，在於秋毫[3]者也。

【校注】

[1] 季夏：即长夏。

[2] 臊臭：指五臭之一，属肝。

[3] 秋毫：指鸟类秋天新生的浓而尖细的毫毛，此处用于比喻针法的要领与奥妙是极其精微的。

【提要】

论述了四时内应五脏，以及五脏病证的针刺方法。

【译文】

七十四难问：医经中说春宜刺井穴，夏宜刺荥穴，季夏宜刺输穴，秋宜刺经穴，冬宜刺合穴，这是什么道理呢？

答：春天针刺井穴，是因为春季病邪常在肝，井穴五行属木而通于肝。夏天针刺荥穴，是因为夏季病邪常在心，荥穴五行属火而通于心。长夏针刺俞穴，是因为长夏病邪常在脾，输穴五行属土而通于脾。秋天针刺经穴，是因为秋季病邪常在肺，经穴五行属金而通于肺。冬天针刺合穴，是因为冬季病邪常在肾，合穴五行属水而通于肾。

把人体内的肝、心、脾、肺、肾五脏，分别与春、夏、秋、冬相联系，这是为什么呢？

答：如果人体的五脏功能失调发生疾病，就会有肝病、心病、脾病、肺病、肾病五种情况。如果肝病，就会出现面色发青，体味气臊，喜欢吃酸味食物，善于呼叫，容易哭泣、流泪等。五脏病证的症状表现多样，不胜枚举。一年四季具有春温、夏暖、秋凉、冬寒气候变化规律，而五脏的功能活动及病变是与四时春、夏、秋、冬的气候变化密切相关。针刺治法的要领，是极其玄妙精微的。

【释义】

1. **四时内应五脏，与五输穴相通** 本难提出因季节不同，针刺选择的穴位也有所不同，如选十二经五输穴，则春宜刺井，夏宜刺荥，季夏刺输，秋宜刺经，冬宜刺合。这是因为四时内应五脏，邪气随四时而入侵内客于相应之脏，如春病邪在肝、冬病邪在肾等，而五输穴也各应其时，如《难经·六十五难》所云“井者，东方春也，万物之始生”“合者，北方冬也，阳气入藏”，从而形成了四时选刺相应五输穴的原则和方法。

在临床实践中，遵守这种针刺原则的同时，还要根据《素问·宝命全形论》中“人以天地之气生，四时之法成”的原则，不论时节，刺井治肝病、刺荥治心病、刺俞治脾病、刺经治肺病、刺合治肾病的方法，这正是《难经·六十八难》中所说的“井主心下满，荥主身热，俞主体重节痛，经主喘咳寒热，合主逆气而泄。此五脏六腑井荥俞经合所主病也”。

2. **五脏各应五时** 本难的内容与《灵枢·本输》、《灵枢·四时气》、《素问·水热穴论》有所区别。《灵枢·本输》所言，是讲四时变化规律生长收藏，人体阴阳气血，随四时变化，而浅深出入。《灵枢·四时气》所言，是讲四时之气，各有所在，从内而外。四时出入有序，按四时阴阳出入的顺序，人气有其处所，病邪有其部位，五脏各应五时之所宜。

3. **针刺治法应当因时制宜** 本难运用《内经》“四时五藏阴阳”的理论，从天人相应的整体观念出发，讨论了针刺取穴及针刺深浅要结合五脏主要作用和四时气候变化规律，做到因时制宜。可与《难经·七十难》的内容合参。

人体的气血活动与季节有关，人体阳气随自然界四季的变化不同，有着内外出入的变化，所以针刺时也就有宜深宜浅的区别。《难经·七十难》论述了春夏从深层引阴气。秋冬从浅层纳入阳气的针刺手法，即“取阴养阳，取阳养阴”，也就是遵循《内经》所云“春夏养阳，秋冬养阴”的原则，因时制宜，用以调节人体阴阳，使之适应时令气候的变化，有利于对疾病的治疗。

4. **针刺手法的重要性** 本难强调在针灸治疗时，针刺的深度既要视针刺部位、病证需要、针感程度而定，还要重视季节这个重要因素。本难认为，井、荥、输、经、合五输穴，是与季节相联系的，针刺时一定要加以注意，五脏与四时季节的关系也要体现在针刺治疗过程中。

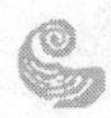

【结语】

本难讨论了四时季节所对应的五脏病证，以及针刺的方法。四时内应五脏，与五输穴相通，进而四时各选相应的五输穴，用以治疗五脏本经的相关疾病。

七十五难

【原文】

七十五難曰：經言東方實，西方虚[1]；瀉南方，補北方[2]，何謂也？

然：金、木、水、火、土，當更相平[3]。東方木也，西方金也。木欲實，金當平之；火欲實，水當平之；土欲實，木當平之；金欲實，火當平之；水欲實，土當平之。東方肝也，則知肝實；西方肺也，則知肺虛。瀉南方火，補北方水。南方火，火者，木之子也；北方水，水者，木之母也。水勝火，子能令母實，母能令子虛，故瀉火補水，欲令金不能平木也。經曰：不能治其虛[4]，何問其餘？此之謂也。

【校注】

[1] 东方实，西方虚：指肝木实，肺金虚。东方属木，与肝相应；西方属金，与肺相应。

[2] 泻南方，补北方：即泻心火，补肾水。南方属火，与心相应；北方属水，与肾相应。

[3] 更相平：即相互制约。

[4] 不能治其虚：即不能掌握补虚泻实的治疗方法。此指“泻南补北”法。

【提要】

论述了肝实肺虚应用泻火补水方法治疗的道理。

【译文】

七十五难问：医经中说，如果肝木实，则肺金虚；治疗时应当采用泻心火、补肾水的方法，这是什么道理呢？

答：金、木、水、火、土五行之间，是互相制约的。东方属木，西方属金，如果木气偏盛，应当以金平木，用金来制约木；如果火气偏盛，应当以水制火，用水来制约火；如果土气偏盛，应当以木制土，用木来制约土；如果金气偏盛，应当以火制金，用火来制约金；如果水气偏盛，应当以土制水，用土来制约水。东方与肝相应，肝气容易偏胜，西方与肺相应，肺气容易偏虚。泻南方心火，补北方肾水。南方属火，火为木之子，北方属水，水为木之母。

水能克火，子脏盛实能够补益母脏，母脏虚弱也能使子脏不足，所以通过泻心火、补肾水的方法，就能够纠正肝木偏盛、肺金偏虚而金不能制约木的情况。医经中说：不能掌握补虚泻实的治疗方法，怎么能谈得上其他方法呢？说的就是这个道理。

【释义】

1. **泻火补水的针刺方法** 本难以五行生克制化的理论阐述了肝实肺虚证的治疗原则，提出泻火补水的针刺法则。这是《难经》运用五行学说进行临床治疗的示范，对于中医临床治疗五脏虚实病变，具有非常重要的指导意义。

2. **五行生克制约关系** 中医五行学说认为，人体五脏肝、心、脾、肺、肾，分别属于木、火、土、金、水五行，五行之间存在着生克制约关系，这样才能维持功能活动的协调平衡。如果肝木实、肺金虚，通过实则泻其子、虚则补其母的原则，运用泻心火、补脾土的方法，这样就可以使肝木实和肺金虚的情况得到纠正，从而使五脏功能活动恢复正常。临证诊治时，如遇到水虚火旺、木火刑金的咳嗽吐血病证，往往采用泻火补水法治疗，多见显著效果，如果此时采用通常的培土生金之法，反而难以取效。

【结语】

本难详论了肝实肺虚应当运用泻火补水方法进行针刺治疗的道理。补水泻火的原则，重在补虚。五行之气，“皆可推而类之”，如果西方实而东方虚，又应当泻北方而补南方。泻火，一则以夺木之气，二则以去金之克；补水，一则以益金之气，二则以制火之光，取得如补土生金的效果，这就是《难经》此论的精妙所在。

七十六难

【原文】

七十六難曰：何謂補瀉？當補之時，何所取氣[1]？當瀉之時，何所置氣[2]？

然：當補之時，從衛取氣；當瀉之時，從榮置氣。其陽氣不足，陰氣有餘，當先補其陽，而後瀉其陰；陰氣不足，陽氣有餘，當先補其陰，而後瀉其陽。榮衛通行，此其要也。

【校注】

[1] 取气：即纳取经气以补虚。取，收取，取得。

[2] 置气：即疏散经气以泻实。置，释放，放散。

【提要】

论述了营卫补泻的针刺方法及步骤。

【译文】

七十六难问：什么是针刺的补法和泻法？在施用补法的时候，如何取气补虚？在施用泻法的时候，如何散气泻实？

答：用针刺施以补法的时候，应该在卫气所行的肌表部位浅刺取气；用针刺施以泻法的时候，应该在营气所行的血脉较深的部位深刺散气泻实。当人体阳经的经气不足，而阴经经气有余的时候，针刺治疗首先要补其阳经，而后泻其阴经；当阴经的经气不足，阳经经气有余的时候，针刺治疗首先要补其阴经，而后泻其阳经。针刺补泻的目的在于使体内的营卫之气运行畅通和顺，这是针刺补泻的重要原则。

【释义】

1. **营卫补泻的针刺方法**　本难通过针刺的深浅，来进行补泻而调节阴阳的虚实。从卫取气，即先浅刺，得气后推向深处，以收敛流散之气入内，为补法。从营置气，先深刺，得气后提至浅处，以放散积滞之气外出，为泻法。《素问·调经论》中有“取血于营，取气于卫”的论述，含义与本难所论相同。

2. **补泻虚实的先后次序**　本难以先补虚后泻实为法则，指出了针刺补泻的先后次序，即当阳虚阴实之时，先补阳虚后泻阴实；当阴虚阳实之时，先补阴虚后泻阳实。该法则体现出《难经》扶正祛邪的治疗理念。人体发生疾病，是体内阴阳失去平衡，基本病机就是营卫气血偏盛偏虚所导致的阴阳经脉有余、不足，治疗原则就是补不足而泻有余，使营卫气血通行调和，以恢复其相对的平衡状态。临床运用时，当根据具体情况辨证分析，辨别标本主次进行施治，不可拘泥。

【结语】

本难论述营卫补泻的针刺方法及补泻虚实的先后步骤，本难的虚实补泻针刺法是中医临床上常用的针刺手法。

【医案】

马某，男，33岁。

主诉：恶心、呕吐已半月，胃痛3天。

诊断：西医内科诊断为食管下段痉挛，转针灸科用针刺治疗。

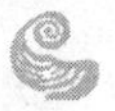
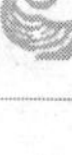

查体：舌苔白厚腻，脉沉细。腹诊胃脘部发凉，喜热按。

辨证：胃寒证。

治则：温中散寒，理气和胃止痛。

选穴：针八脉交会穴内关配公孙穴。当双侧内关行补法5分钟，双上肢屈侧均感发热，并向胸腔及上腹部传导，当日针后症状减轻。以后，又按此法治疗3次，呕吐止，胃脘部发凉和痛感消失。（申倬彬《针灸实验录》）

七十七难

【原文】

七十七難曰：經言上工[1]治未病，中工治已病，何謂也？

然：所謂治未病者，見肝之病，則知肝當傳之與脾，故先實其脾氣，無[2]令得受肝之邪，故曰治未病焉。中工治已病者，見肝之病，不曉相傳，但一心治肝，故曰治已病也。

【校注】

[1] 上工：指医技高明的医生。

[2] 无：通“勿”。不，不要之意。

【提要】

论述了上工治未病和中工治已病。

【译文】

七十七难问：医经上说，医技高超的医生能够“治未病”，医术平常的医生只能“治已病”，这是什么意思呢？

答：所说的“治未病”，是指医生在患者未病之时，能够预先采取措施防止疾病发生或病后传变。例如，临床上见到肝病，就要想到肝木乘脾土，肝病会传变至脾而导致脾病，所以在治肝的同时还要注意补脾，避免肝病传脾，这就称为“治未病”。而医技水平一般的医生，在临床上见到肝病，不懂得肝脾相传的道理，只是一味地专门治肝，这种只知道治疗已发疾病的做法，就称为“治已病”。

【释义】

1. *治未病*　本难运用五行生克的理论制定了疾病防变的具体措施，并举肝病为例，指出肝病可通过五行相克的规律，很容易会将病邪传与脾，所以医技水平高明的医生会在肝病传脾之前，及时补脾，使脾的作用维持正常而不受肝病的影响，这样就可以防止肝病的传变，从而阻止疾病的发展。中工不懂得五行衰旺生克的道理，见到肝病只知道治疗已病的肝，不懂得要补益充实未病的脾。《素问·四气调神大论》云：“圣人不治已病治未病，不治已乱治未乱。”提出“治未病”的理论及其重要意义。在临床上，如果见到肝郁的患者，除了有胁痛、急躁易怒、善太息等症状以外，还可能伴有胃胀、食欲欠佳或大便失常的脾虚症状，这就是肝郁犯胃乘脾的表现，治疗时应采取疏肝健脾的原则。

本难所论的“肝当传之与脾”，是根据五行相乘的理论，以预测疾病的传变。这是对《内经》治未病思想的具体解释和运用。

2. *治未病的意义*　《难经》关于“治未病”的这一论

述，在治疗学上具有重要的指导价值，对后世影响深远。张仲景在《金匮要略》引录本难原文，强调治未病与早期治疗的重要性，并由此成为中医早期治疗，防止疾病发展传变的示范。

【结语】

本难在《内经》“圣人不治已病治未病”的基础上，提出“上工治未病，中工治已病”，并举“肝病”为例，通过“上工”与“中工”对待肝病的治疗思路不同，用以说明两者的差别所在。《灵枢·逆顺》云“上工刺其未生者也”，提出了治未病的一般原则。中医“治未病”包含三方面的含义：一是未病先防；二是已病防变；三是早诊早治。

七十八难

【原文】

七十八難曰：針有補瀉，何謂也？

然：補瀉之法，非必呼吸出内[1]針也。

然：知為針者，信其左；不知為針者，信其右[2]。當刺之時，必先以左手厭按[3]所針滎俞之處，彈而努之[4]，爪而下之[5]，其氣之來，如動脉之狀，順針而刺之。得氣，因推而内之，是謂補；動而伸之，是謂瀉。不得氣，乃與男外女内[6]。不得氣，是謂十死不治也。

【校注】

[1] 内：同“纳”，此处指进针。

[2] 知为针者，信其左；不知为针者，信其右：信，信赖、善用之意。此句意思是懂得运用针法的人，善用他的左手；不太懂得运用针法的人，善用他的右手。

[3] 厌按：即按压。厌，同“压”。《难经疏证》云：“厌、压古通。”

[4] 弹而努之：即在进针穴位上，轻弹皮肤，使脉络和肌肉怒张，气血贯注。弹，以指弹击所针穴位处的皮肤。努，通“怒”，怒张。

[5] 爪而下之：指用指甲向下掐切进针穴位，一可起到固定针穴作用，二可减轻进针痛感。

[6] 男外女内：指男子浅刺在卫分、气分；女子深刺在营分、血分。外，指浅刺；内，指深刺。

【提要】

论述了针刺补泻的基本手法。

【译文】

七十八难问：针刺有补有泻，具体的方法有哪些呢？

答：针刺补泻方法的运用，并不一定必须根据呼吸的节律来进针或者出针。懂得施用针法的人，通常是善于运用他的左手；而不太懂得施针的人，常是只依赖于持针的右手。当施行针刺的时候，应该先用左手指按压所要针刺的腧穴部位，并用手指轻弹皮肤，使脉络和肌肉怒张，再用指甲向下掐切进针穴位，这时手下仔细体会气感，如果有像脉气搏动似的感觉，这是经气到来的征象，便可以顺势将针刺入。得气后把针推进深部，称为补法；如果得气后摇动针身，然后浅提出针，称为泻法。如果不得气，可以采用男子浅刺、女

子深刺的方法，以诱导经气的到来。如果始终不能得气，便是得了预后不良的难治之证。

【释义】

1. **针刺补泻的基本方法** 本难提出在呼吸补泻手法之外，还有押手辅助补泻的方法，即运用指掐和指弹穴位辅助经气到来，以及针刺得气后深刺与浅刺的补泻法。

2. **补泻的手法** 本难指出了在临床施针的时候，以左手押穴辅助气至，进针得气，得气后将针深推入内，则为补法；而摇针外出，则为泻法。这是临床上常用的基本补泻手法，至今仍应用于针灸治疗的临床实践过程中。

3. **得气与候针得气** 本难强调了候针得气的重要性：凡针刺，必须得气，气至，才能生效。如果在施治过程中留针后仍然不得气，可用提插法以激发经气，达到得气。如果反复提插仍毫无反映，是经气内绝的表现，预后不良。

4. **男外女内的针刺方法** 本难指出在临床上应该根据男女性别不同而运用男子浅提、女子深刺的方法来诱导经气。这是因为人体在上，男子阳气偏旺、女子阴血偏盛，所以在针刺的时候，男子应当“从卫取气”宜浅刺，女子“从营取血”宜深刺。

《内经》认为得气是针刺治疗中极为重要的技术，所以在多篇章中有所论述，如《素问·离合真邪论》云：“吸则内针，无令气忤；静以久留，无令邪布；吸则转针，以得气为故。”指出当针刺入腧穴后，通过施用捻转提插等手法，使针刺部位产生特殊的反应和感觉，即“得气”，也称为“针感”。当这种得气或针感产生的时候，医生会感到手下有徐和或沉紧的感觉；同时，患者也会在穴位下出现相应的酸、麻、胀、重等感觉。由此可见，《难经》中更重视实施补泻手法时的得气或针感，故明确地提出施行补泻手法必须以得气为前提。

【结语】

本难论述了针刺补泻的基本手法。强调实施补泻手法时，必须以“得气”为前提。《难经》有关“得气”的概念和要求，为后世医家运用针法确立了原则。

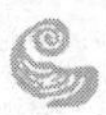

七十九难

【原文】

七十九難曰：經言迎而奪之[1]，安得無虛？隨而濟之[2]，安得無實？虛之與實，若得若失[3]；實之與虛，若有若無[4]，何謂也？

然：迎而奪之者，瀉其子也；隨而濟之者，補其母也。假令心病，瀉手心主[5]俞，是謂迎而奪之者也；補手心主井，是謂隨而濟之者也。所謂實之與虛者，牢濡[6]之意也。氣來牢實者為得，濡虛者為失，故曰若得若失也。

【校注】

[1] 迎而夺之：指逆经脉之气而强取的泻法。迎，逆之意。夺，强取，夺取，此指泻法。

[2] 随而济之：指顺经脉之气而助益的补法。随，即顺之意。济，援助，增益，此指补法。

[3] 虚之与实，若得若失：指虚证用针刺补法治疗之后，

正气得到补益，患者感觉病情好转，若有所得；正气虚得到缓解，病痛减轻，若有所失。

[4] 实之与虚，若有若无：指实证用针刺泻法治疗之后，医生指下有坚紧充实感，为得气，若有；邪气实得泻，病邪消退，症状减轻，身体轻松，若无。

[5] 手心主：指手厥阴心包经。

[6] 牢濡：指针刺时针下坚紧牢实或松软空虚的感觉。牢，坚实。濡，虚软。

【提要】

论述了针刺迎随补泻法、子母补泻法，以及不同的针感。

【译文】

七十九难问：医经上说，逆着经气流注方向而实施泻法，如何使病邪由盛转衰？顺着经气流注方向而实施补法，如何使正气由弱转强呢？虚证用补法治疗后，正气得到补益，病情好转，感觉若有所得；正气虚得到缓解，病痛减轻，又感到若有所失。实证用泻法治疗后，医生指下有坚紧充实感，若有；邪气得泻，病邪消退，症状减轻，又若无。这是为什么呢？

答：逆着经气流注方向而实施泻法，就是泻其子穴；顺着经气流注方向而实施补法，就是补其母穴。例如，治疗心病，用针泻手厥阴心包经的输穴大陵穴，就是逆其经气而泻的方法；用针补手厥阴心包经的井穴中冲穴，就是顺其经气而补的方法。所说的“实之与虚”，指补虚后指下感觉由空虚变为坚实，则为得气，是正气变强的表现；泻实后指下感觉由盛实变软弱空虚，则为失邪，是邪气已衰的征象。这就是医经所说的“若得若失”的意思。

【释义】

1. **针刺迎随补泻法**　本难原文中所论的迎随，是以经气的顺逆往来而施用针法，以针锋所向来定补泻，逆经气流行者为泻，顺经气流行者为补，即针本经来处之穴，为迎为泻；针本经去处之穴，为随为补。

2. 得气与失气　本难认为得气与失气，是指医生进针后指下的针感而言。当正气虚，用补虚针法后指下感觉由空虚变为坚实，则为得气，是正气变强的表现。当邪气实，用泻实针法后指下感觉由盛实变软弱空虚，则为失邪，是邪气已衰的征象。

【结语】

《难经》论述了多种针刺迎随补泻法，本难所论的迎随补泻法，与《难经·七十五难》的子母补泻法有所不同，也与《难经·七十二难》所论的迎随补泻法有所区别。本难所论的迎随，是以经气的顺逆方向而施用补泻手法，这种针刺方法，完善了《难经》迎随补泻法的含义，扩大了迎随补泻法的应用范围，值得深入研究。

八十难

【原文】

八十難曰：經言有見如入[1]，有見如出[2]者，何謂也？

然：所謂有見如入者，謂左手見氣來至，乃内針，針入，見氣盡，乃出針。是謂有見如入，有見如出也。

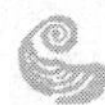

【校注】

[1] 有见如入：指针刺时指下有感觉才可以进针。见，同"现"，出现、显现的意思，如，古通"而"。

[2] 出：出针。

【释义】论述了候气进针与出针的方法。

【译文】

八十难问：医经上说，针刺时指下有感觉才可以进针和出针，这是什么意思呢？

答：医经所说的指下有感觉才可以进针或出针，是指在进针之前先用左手按压穴位，等到指下有充盈紧实的感觉时，说明经气到来，就可以进针；进针得气之后，等到持针指下的经气已尽，呈软弱空虚的感觉时，就可以出针了。这就是医经上所说的"有见如入，有见如出"的意思。

【释义】

1. **出针和进针** 本难指出针刺时，进针和出针必须要掌握好时机，以经气到来或经气散去为标准。当经气到来时，就要进针。当得气之后感觉到指下的经气已经散尽时，就要出针。这是临床上运用针刺治疗疾病是否能够得气和取效的关键所在。

2. **针刺候气** 本难论述了针刺中候气、进针、出针时的技术要领，指出针刺之时，应该以左手（押手）激发经气，医者左手按到"脉气"到来时，才可以进针，等到气尽之后就要出针。关于候气的方法，《素问·离合真邪论》有更为详细的论述，认为"脉气"是由于邪气去络入于经，舍于血脉之中，当寒温不适的时候，正常的气血运行被其阻挡，则如汹涌的波涛起伏，时来时去。当"脉气"方来时，必按而止之，止而取之，无逢其冲而泻之，此谓候气。所以《灵枢·九针十二原》云："其来不可逢，其往不可追。知机之道者，不可挂以发。不知机道，扣之不发。知其往来，要与之期。"脉气到来时，要求"必先按而在久，应于手，乃刺而予之"（《灵枢·卫气》)。《难经·七十八难》中更明确指出当用左手"厌按所针荥俞之处，弹而怒之，爪而下之"，等待"脉气"到来之后再"顺针而刺之"。这就是候气的原理和技术要领。

3. **进针的方法** 本难指出当脉气来至后"乃内针"。进针时要注意如下操作方法：第一，取穴。准确取穴是进针的基础，《难经》用大量的篇幅论述穴位，《灵枢》也有多篇论及穴位，均用以说明准确取穴的重要性。第二，治神。《灵枢·官能》云："用针之要，无忘其神。"《灵枢·本神》云："凡刺之法，先必本于神。"《素问·针解》进一步解释说，进针时要"神无营于众物者，静志观病人，无左右视也。义无邪下者，欲端以正也。必正其神者，欲瞻病人目，制其神，令气易行也"。这是对医生在施行针灸术前的职业操行的要求。第三，得气。只有在得气的基础上施以补泻手法才是正确的治疗方法，所以要施行一些辅助手法，激发经气，以候气至。如果反复提插，仍然不能得气，这是经气内绝、预后不良的表现。

4. **出针的方法** 本难指出出针当以"脉气"和"得气"消失作为标志。当医者左手的"脉气"消失，或右手的"得气"感消失时，即可以出针。根据《难经》《内经》的论述，并结合实际操作，一般而言，出针的时机大致有如下几个标志：第一，气尽而出针。当留针至针下无得气感、不吸针时，也可顺其进针时的路线而出针。第二，气至而出针。临床上，在各种外邪侵袭、气血逆乱的时候，医者针下首先出现的是散乱的得气感，或为阳邪，或为阴邪，则可调气，等到

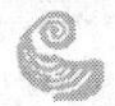

邪尽后，即可出针。在《内经》诸篇论述中，多认为谷气至，即可出针。就是当针下得气感到温润和缓时，就是出针的标志。第三，留针30分钟出针。目前临床上多使用留针30分钟后出针的原则，此出针原则的依据源自对营气卫运行规律的认识。在《灵枢·五十营》《灵枢·卫气行》等篇中，论述了营气和卫气运行一昼夜的循行路线以及与时间之间的联系，营卫之气运行周身一昼夜是五十周次，运行周身一次的时间是28分48秒（约30分钟），所以留针30分钟差不多是营卫气血在全身运行一周的时间，当卫气营血运行全身一周后，则全身的气血都得到了调整，即可出针。例如，有人针刺内关穴或以此穴为主治疗呃逆，40年经治190余例，均获良效。其方法是进针得气，针尖朝向心脏方向，使针感向上放散，再行守气法留针30分钟。在临床实践过程中，决定留针的具体时间，还要依据病情灵活决定，不可拘泥。

【结语】

本难指出针刺时，进针或出针必须要掌握时机，以经气到来或散去为标准，这是针刺得气与取效的关键所在。

八十一难

【原文】

八十一難曰：經言，無實實虛虛，損不足而益有餘，是寸口脉耶？將[1]病自有虛實耶？其損益奈何？

然：是病非謂寸口脉也，謂病自有虚實也。假令肝實而肺虚，肝者木也，肺者金也，金木當更相平，當知金平木[2]。假令肺實而肝虚，微少氣，用針不補[3]其肝，而反重實其肺[4]，故曰實實虚虚，損不足而益有餘。此者，中工之所害也。

【校注】

[1] 将：抑或、还是的意思。

[2] 金平木：即佐金平木。

[3] 补：原作“泻”，据《难经本义》改。

[4] 重实其肺：再次用补法补肺使肺气更实。重，重复、再次。实，充实、补益。

【提要】

论述了针刺虚实证时，误施补泻法的后果。

【译文】

八十一难问：医经上说，不能用补法治疗实证，那样会更加助长邪气；不要用泻法治疗虚证，会加重损伤正气。这里所说的虚实是指寸口脉吗？还是疾病本身自有虚实之分？误用补泻治疗的后果，将会如何？

答：这里所说的虚实，不是指寸口脉象，而是指疾病本身的虚实而言。例如，临床上见到肝实肺虚的病证，肝在五行属木，肺在五行属金，金克木，金木之间存在着相克关系，所以当见到肝实肺虚的病证时，首先要懂得佐金平木的道理，如果是肺实而肝虚的病证，肝气已经微弱，针刺治疗的时候不去补偏虚的肝，反而再去补偏盛的肺，这会使肺气更加盛实，肺金乘肝木，会使肝气更虚，加重病情。所以说，补实泻虚，就是损不足而益有余，势必造成虚者更虚，实者更实。这也是医术水平比较平庸的医生常犯的错误。

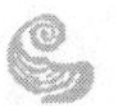

【释义】

1. *虚实补泻原则* 虚者补之，实者泻之，这是中医临床治疗虚证和实证的基本原则，也是针刺治疗要遵循的重要原则。本难列举肝实肺虚和肺实肝虚病证的治疗，告诫医生在临床辨证治疗过程中，一定要详细审察，掌握病因病机，分清虚实，切莫犯下“虚虚实实，损不足而益有余”的错误而导致误治发生。强调了中医临床辨证论治需要详辨虚实的重要性。

2. *针刺补泻失误的原因* 本难认为，针刺补泻失误的原因主要是由于医者不能明晓五脏阴阳属性、生克关系和病证的虚实等情况，辨证不明而误施补泻。正如经文中指出，肝实肺虚，当佐金平木，如果肝虚肺实，则当补肝而泻肺，如果仍补肺泻肝则犯“虚虚实实，损不足而益有余”之戒，不但不能治愈疾病，反而会导致病情加重。

3. *针刺补泻失误的后果* 轻者乱其气血，加重病情；重者断绝脉气，危害生命。正如《素问·五常政大论》云：“必先岁气，无伐天和。无盛盛，无虚虚，而遗人夭殃。无致邪，无失正，绝人长命。”强调了无论是用针药治病还是用饮食五味调养，都要遵循自然界的气候变化规律，不要违背一年当中运气、时节等气候变化的特点。要做到辨清虚实，正确运用补泻方法，不要滋助病邪使实者更实，不要损伤正气使虚者更虚。

【结语】

本难讨论了针刺虚实证时，误施补泻法的后果。中医治病的原则是虚者补之，实者泻之，不足者益之，有余者损之，如果临证之时，辨证不清，虚实不明，就会犯下“实实虚虚，损不足而益有余”的根本性错误，使病情加重以致危及患者的性命。这是一个医生在临床实践中必须要注意的，在施治手法和处方开药之前必须要谨慎分清的。

《难经》对针刺手法的理论集中于自六十九难到八十一难。《难经》即继承了《内经》的刺法理论，如虚实补泻、迎随补泻等，又有其独特的阐发。现将其具有重要临床意义的理论归纳如下：一是重视双手进针法和压手的作用，如《难经·七十八》难指出“为针者信其左，不知为针者信其右”。在针刺操作中，先用左手在腧穴周围的皮肤进行按压，再用指部切循穴位，然后进针才能快速得气，起到良好的疗效。这一点对后世针灸临床影响广泛，如元代针灸家窦汉卿在《标幽赋》中提出“左手重而多按，欲令气散；右手轻而徐人，不痛之因”。二是拓展补母泻子法的应用，如《难经·六十九难》提出“虚则补其母，实则泻其子”。这一理论不但被后世医家从方药角度解读，而且还被针灸学家所重视。

后世医家对于“虚则补其母，实则泻其子”的应用有二：一是以本经的井、荥、腧、经、合穴进行补泻，如肺虚证，则补其母穴太渊穴（输土）；肺实证，则应泻其子穴尺泽穴（合水）。二是以十二经脉的五输穴进行补泻，如肝虚证，既可以对肾经的五输穴行补法，又可以补肾经的阴谷穴（合水）；肝实证，既可泻心经的五输穴，也可泻心经的少府穴（荥火）。

主要参考书目

[1] 吴·吕广. 难经集注 [M]. 北京：商务印书馆，1955. 05.

[2] 于莉英点校. 四库全书　难经本义 [M]. 南京：江苏科学技术出版社，2008. 01.

[3] 凌耀星主编. 难经校注 [M]. 北京：人民卫生出版社，1991. 02.

[4] 黄帝内经素问 [M]. 北京：人民卫生出版社，1963. 06.

[5] 西汉·司马迁著. 史记 [M]. 北京：中华书局，2006. 06.

[6] 班固撰. 汉书 [M]. 北京：中华书局，2007. 08.

[7] 田代华，刘更生整理. 灵枢经 [M]. 北京：人民卫生出版社，2005. 08.

[8] 汉·张仲景述，晋·王叔和撰次，钱超尘，郝万山整理. 伤寒论 [M]. 北京：人民卫生出版社，2005. 08.

[9] 汉·张仲景撰，何任，何若苹整理. 金匮要略 [M]. 北京：人民卫生出版社，2005. 04.

[10] 晋·王叔和撰，沈炎南主编. 脉经校注 [M]. 北京：人民卫生出版社，1991. 10.

[11] 晋·皇甫谧编集，黄龙祥整理. 针灸甲乙经 [M]. 北京：人民卫生出版社，2006. 06.

[12] 丁光迪主编. 诸病源候论校注（上下） [M]. 北京：人民卫生出版社，1991. 12.

[13] 李鼎评注，王罗珍校勘. 针灸玉龙经神应经合注 [M]. 上海：上海科学技术出版社，1995. 04.

[14] 宋·赵佶编. 圣济总录 [M]. 北京：人民卫生出版社，1962. 10.

[15] 曹炳章编，宋·王惟一编. 中国医学大成续集 42 补注铜人腧穴针灸图经影印本 [M]. 上海：上海科学技术出版社，2000. 12.

[16] 宋·刘温舒原著. 素问运气论奥·校注 [M]. 北京：学苑出版社，2008. 10.

[17] 刘和间等著，王军等校. 金元四大家医学全书（上下）[M]. 天津：天津科学技术出版社，1994. 06.

[18] 金·刘完素撰，孙洽熙，孙峰整理. 素问玄机原病式 [M]. 北京：人民卫生出版社，2005. 08.

[19] 金·张子和撰，邓铁涛主编. 子和医集［M］. 北京：人民卫生出版社，1994. 12.
[20] 元·滑寿著. 难经本义（2卷）［M］. 北京：商务印书馆，1956. 02.
[21] 元·危亦林著，许敬生主编. 危亦林医学全书［M］. 北京：中国中医药出版社，2006. 01.
[22] 钦定四库全书荟要　内经素问、难经本义、扁鹊针灸神应玉龙经［M］. 长春：吉林出版集团有限责任公司，2005. 05.
[23] 明·梅膺祚撰，清·吴任臣编. 字汇［M］. 上海：上海辞书出版社，1991. 06.
[24] 明·熊宗立撰. 勿听子俗解八十一难经［M］. 北京：中医古籍出版社，1983. 12.
[25] 明·龚信纂辑，明·龚廷贤续编. 古今医鉴［M］. 北京：商务印书馆，1958. 05.
[26] 明·杨继洲编著，夏魁周校注. 针灸大成［M］. 北京：中国中医药出版社，1997. 02.
[27] 明·高武著，闫志安等校注. 针灸聚英［M］. 北京：中国中医药出版社，1997. 03.
[28] 明·薛立斋著，盛维忠主编. 薛立斋医学全书［M］. 北京：中国中医药出版社，1999. 08.
[29] 清·徐灵胎著，刘洋主编. 徐灵胎医学全书［M］. 北京：中国中医药出版社，1999. 08.
[30] 清·尤怡撰，孙中堂主编. 尤在泾医学全书［M］. 北京：中国中医药出版社，1999. 08.
[31] 清·林珮琴著，刘荩文主校. 类证治裁［M］. 北京：人民卫生出版社，1988. 04.
[32] 清·王念孙撰，广雅疏证［M］. 南京：江苏古籍出版社，1984. 04.
[33] 清·叶霖著，吴考盘点校. 难经正义［M］. 北京：人民卫生出版社，1990. 07.
[34] 清·段玉裁撰. 说文解字注［M］. 北京：商务印书馆，1996.
[35] 清·俞震纂辑. 古今医案按［M］. 上海：上海科学技术出版社，1959. 05.
[36] 清·尤在泾等著，清·柳宝诒评选，盛燕江校注. 柳选四家医案［M］. 北京：中国中医药出版社，1997. 11.
[37] 清·吴瑭著. 吴鞠通医案［M］. 上海：上海科学技术出版社，2010. 04.
[38] 清·陆以湉撰，吕志连点校. 冷庐医话［M］. 北京：中医古籍出版社，1999. 12.

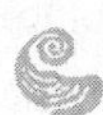

[39] 清·吴谦等编. 医宗金鉴 [M]. 第 2 版. 北京：人民卫生出版社，1982. 10.

[40] 清·黄庭镜著，卢丙辰，张邓民点校. 目经大成 [M]. 北京：中医古籍出版社，1987. 05.

[41] 清·唐宗海著. 医学见能（4 卷） [M]. 上海：上海科学技术出版社，1982. 08.

[42] 张寿颐著，浙江省中医药管理局《张山雷医集》编委会编校. 张山雷医集（上、下）[M]. 北京：人民卫生出版社，1995. 07.

[43] 滕万卿著. 珍本医书集成 1——医经类难经古义 [M]. 上海：上海科学技术出版社，1985. 05.

[44] 丹波元简等编. 素问识素问绍识灵枢识难经疏证 [M]. 北京：人民卫生出版社，1984. 03.

[45] 加藤宗博著. 卢经裒腋 [M]. 北京：中医古籍出版社，1984. 06.

[46] 黄竹斋，成莉，陈广涛，徐宗佩等点校. 黄竹斋医书合集（上、下）[M]. 天津：天津科学技术出版社，2011. 03.

[47] 申倬彬著. 针灸实验录 [M]. 西安：陕西科学技术出版社，1983. 04.

[48] 郭霭春著. 八十一难经集解 [M]. 天津：天津科学技术出版社，1984. 09.

[49] 周志杰著. 实用针灸医案选 [M]. 西安：陕西科学技术出版社，1988. 12.

[50] 王洪图，烟建华著. 白话中医古籍丛书　难经 [M]. 北京：中外文化出版公司　春秋出版社，1988. 08

[51] 王树权著. 图注八十一难经译 [M]. 北京：科学技术文献出版社，1992. 11.

[52] 孙国杰主编. 针灸学（中医药学高级丛书） [M]. 北京：人民卫生出版社，2000. 10

[53] 张登本主编. 难经通解 [M]. 西安：三秦出版社，2001. 10.

[54] 迟华基等编著. 难经临床学习参考 [M]. 北京：人民卫生出版社，2002.

[55] 田元祥主编. 针灸名家医案精选导读 [M]. 北京：人民军医出版社，2007. 8.

[56] 孙理军主编. 难经发挥 [M]. 北京：人民卫生出版社，2007. 10.

[57] 苏颖，李霞主编. 难经讲义 [M]. 长春：吉林人民出版社，2009. 12.

[58] 王树权著译. 图注八十一难经译 [M]. 北京：中国中医药出版社，2010. 01.

[59] 黄龙祥审定. 岗卫娟等译. 世界卫生组织标准针灸经穴定位（西太平洋地区）（中英文对照）[M]. 北京：人民卫生出版社，2010. 02.

[60] 王健，苏颖主编. 内经选读（普通高等教育中医药类“十二五”规划教材，全国普通高等教育中医药类精编教材）[M]. 上海：上海科学技术出版社，2010. 02.
[61] 王玉兴主编. 难经三家注 [M]. 北京：中国中医药出版社，2013. 10.